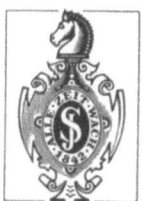

Fachschwester
Fachpfleger

Neurologie

A.L.Y. Bashayan

Neurologie
Eine Einführung
für das Krankenpflegepersonal

Mit einem Geleitwort von
K. Domanowsky

Mit 15 Abbildungen

Springer-Verlag Berlin Heidelberg GmbH

Dr. med. A. L. Y. Bashayan (MRCPI)
Anton-Hansen-Straße 2
6682 Ottweiler

CIP-Kurztitelaufnahme der Deutschen Bibliothek
Fachschwester, Fachpfleger.
- Berlin ; Heidelberg ; New York ; Tokyo : Springer
Neurologie.
Bashayan, Abdullatif: Neurologie. - 1986
NE: Abt.

Bashayan, Abdullatif:
Neurologie : e. Einf. für d. Krankenpflegepersonal
/ A. Bashayan. Mit e. Geleitw. von K. Domanowsky. -
Berlin ; Heidelberg ; New York ; Tokyo : Springer, 1986.
(Fachschwester, Fachpfleger : Neurologie)

ISBN 978-3-540-16644-3   ISBN 978-3-642-87605-9 (eBook)
DOI 10.1007/978-3-642-87605-9

Das Werk ist urheberrechtlich geschützt. Die dadurch begründeten Rechte, insbesondere die der Übersetzung, des Nachdruckes, der Entnahme von Abbildungen, der Funksendung, der Wiedergabe auf photomechanischem oder ähnlichem Wege und der Speicherung in Datenverarbeitungsanlagen bleiben, auch bei nur auszugsweiser Verwertung, vorbehalten. Die Vergütungsansprüche des § 54, Abs. 2 UrhG werden durch die „Verwertungsgesellschaft Wort", München wahrgenommen.
© Springer-Verlag Berlin Heidelberg 1986
Ursprünglich erschienen bei Springer-Verlag Berlin Heidelberg New York 1986

Die Wiedergabe von Gebrauchsnamen, Handelsnamen, Warenbezeichnungen usw. in diesem Werk berechtigt auch ohne besondere Kennzeichnung nicht zu der Annahme, daß solche Namen im Sinne der Warenzeichen- und Markenschutz-Gesetzgebung als frei zu betrachten wären und daher von jedermann benutzt werden dürften.
Produkthaftung: Für Angaben über Dosierungsanweisungen und Applikationsformen kann vom Verlag keine Gewähr übernommen werden. Derartige Angaben müssen vom jeweiligen Anwender im Einzelfall anhand anderer Literaturstellen auf ihre Richtigkeit überprüft werden.
Gesamtherstellung: Appl, Wemding
2119/3130-543210

Geleitwort

Hier wird ein Büchlein vorgelegt, das in kürzester Fassung einen Teil des weiten Terrains des medizinischen Fachgebiets Neurologie absteckt, so daß man sich grob orientieren kann. Damit erfüllt es den Zweck, den der Autor ansteuert, ein Angebot an lernende Krankenschwestern und -pfleger zu sein. Es wird nicht übersehen, daß es eine Fülle an Literatur mit der gleichen Zielsetzung gibt, aber hier liegt in der Kürze der Wert. Das Büchlein verwirrt nicht, gibt einen genügenden Überblick und ist aus den Erfahrungen einer langen Unterrichtspraxis entstanden; es lädt zu einem – kurzen, aber instruktiven – Spaziergang in die weite Landschaft des Gebietes Neurologie ein.
Die Neurologie ist im großen Spektrum des Gesamtfeldes der medizinischen Wissenschaft in gewissem Sinne „randständig". Die großen Bereiche der inneren Medizin und der Chirurgie dominieren; Erste Hilfe, Erstversorgung, Blutstillung, Verbandslehre, allgemeine und spezielle Pflege stehen mit Recht im Vordergrund des Lehrstoffes für das Pflegepersonal. Dennoch sind selbstverständlich auch Neurologie und Psychiatrie Lehr- und Unterrichtsstoff. Wer über die Neurologie alles weiß, was hier mitgeteilt wird, hat ein Konzept und wird nicht hilflos auf diesem Gebiet sein. Das Buch wendet sich an Lernschwestern und -pfleger und soll auch ausschließlich so verstanden werden. In der detaillierten Darstellung der Krankheitsbilder sind lediglich Beispiele geschildert, kurze Abrisse und orientierende Grundlagen gegeben. Die Hauptkrankheiten sind stichwortartig erwähnt.

Neunkirchen, im Juni 1986   K. Domanowsky

Vorwort

Die medizinische Wissenschaft hat sich in den letzten Jahren geradezu stürmisch weiterentwickelt. Nicht nur für den Anfänger ist es oft schwierig, die verwirrende Vielfalt terminologischer Neubildungen zu überblicken. Die Grenzen zwischen traditionellen Fachbereichen verschieben sich, neue Felder werden erschlossen; die Neurologie z. B. verliert langsam ihre Verbindung mit der inneren Medizin. Um so wichtiger scheint uns hier der Hinweis für Schwesternschülerinnen und Pflegeschüler, daß es keine „fachspezifischen" Krankheiten gibt, sondern daß Erkrankungen oder Beeinträchtigungen bestimmter Organe bzw. Körperteile stets auch nachteilige Wirkungen auf den Gesamtorganismus bzw. den ganzen Menschen haben: Herz/Kreislauf, Atmung, Verdauungstrakt, nicht zuletzt das Nervensystem und damit die Psyche stehen in enger Wechselwirkung. Dieser Tatsache muß man sich bewußt bleiben, auch wenn die Darstellung isolierter Teilsysteme zu wissenschaftlichen Zwecken unvermeidlich ist.
Unser Leitfaden soll Pflegeschülern und Schwesternschülerinnen den Einstieg in das komplizierte Gebiet der Neurologie erleichtern. Ausführliche Beschreibungen wurden absichtlich vermieden, die anatomischen und physiologischen Aspekte werden, so hoffen wir, mit Hilfe von Abbildungen ausreichend verständlich gemacht (ich greife hierbei insbesondere auf Ranson u. Clark, *The Anatomy of the Nervous System,* zurück; das Bildmaterial wurde von meinem Sohn Yassin verarbeitet und modifiziert wiedergegeben).

Wahrscheinlich erscheinen manche Kapitel, wie z. B. Hirnverletzungen, allzu verkürzt besprochen, aber größere Ausführlichkeit könnte m. E. die angestrebte Klarheit des neurologischen Grundwissens eher beeinträchtigen. Wenn mit diesem Büchlein Interesse und Verständnis für die Neurologie geweckt werden könnten, wäre der Hauptzweck erreicht.
Herrn Kollegen K. Domanowski möchte ich für seine konstruktive Kritik herzlich danken. Ebenso sei vorab allen Kritikern gedankt, die mit nützlichen Vorschlägen zur künftigen Verbesserung dieser Darstellung beitragen wollen.

Ottweiler, im Juni 1986 A. L. Y. Bashayan

Inhalt

1 Anatomie des Nervensystems (Überblick) 1
1.1 Zentralnervensystem (ZNS) 1
1.1.1 Großhirn 1
    a) Hirnlappen 1
    b) Hirnkammern 3
    c) Hirnhäute 3
    d) Subdural- und Subarachnoidalraum 5
    e) Liquor cerebrospinalis (Hirn- oder Nervenwasser) . . . 5
1.1.2 Hirnstamm 5
    a) Thalamus 5
    b) Zwischenhirn 5
    c) Brücke 7
    d) Verlängertes Mark 7
1.1.3 Kleinhirn 7
1.1.4 Hals- und Rückenmark 7

1.2 Peripheres Nervensystem 9
1.2.1 Hirnnerven 9
1.2.2 Rückenmarknerven 9

1.3 Vegetatives Nervensystem 9

2 Physiologie – Leistungen des Nervensystems 13
2.1 Motorik 13
2.1.1 Pyramidale und extrapyramidale Motorik 13
2.1.2 Reflexe 13
2.1.3 Muskeltonus 14

2.2 Sensorische und sensible Leistungen 14

3 Pathologie – Hauptstörungen durch Erkrankungen des Nervensystems 17

3.1 Bewegungsstörungen 17
3.1.1 Lähmungen 17
    a) Zentrale (spastische) Lähmungen 17
    b) Periphere (schlaffe) Lähmungen 17
    c) Psychogene (hysterische) Lähmungen 18

Inhalt

3.1.2	Krämpfe	18
	a) Zerebrale Krämpfe	18
	b) Psychogene (hysterische) Krämpfe	18
3.1.3	Koordinationsstörungen	18
	a) Einfache Koordinationsstörung	18
	b) Ataxie	18
	c) Chorea	19
	d) Athetose	19
	e) Tremor	19
3.2	Sensibilitätsstörungen	19
4	Wichtige Krankheitsbilder	21
4.1	Primäre Muskelerkrankungen (Myopathien)	21
4.1.1	Progressive spinale Muskelatrophie	21
4.1.2	Pseudohypertrophische Muskeldystrophie	21
4.1.3	Myotonia congenita	21
4.1.4	Dystrophia myotonica	21
4.1.5	Periodische Muskellähmung	22
4.1.6	Myasthenia gravis pseudoparalytica	22
4.2	Zerebrale Gefäßkrankheiten	24
4.2.1	Hirnarteriosklerose	24
4.2.2	Apoplexie	24
4.2.3	Vorübergehende zerebrale Ischämie	25
4.2.4	Subarachnoidalblutung	25
4.3	Gewebserkrankungen nichtbakterieller Art	25
4.3.1	Multiple Sklerose	25
4.3.2	Hirntumoren	26
4.3.3	Hirnödem	27
4.3.4	Hirnabszeß als Pseudotumor	27
4.3.5	Hirnverletzungen	27
4.4	Infektionskrankheiten des Nervensystems	28
4.4.1	Hirnhautentzündung (Meningitis)	28
4.4.2	Kinderlähmung (Poliomyelitis)	29
4.4.3	Gürtelrose (Herpes zoster)	30
4.4.4	Syphilis des Nervensystems	30
4.5	Krampfleiden (Epilepsien)	31
4.5.1	Genuine Epilepsie	31
4.5.2	Symptomatische Epilepsie	32
4.5.3	Anfallsformen und -verläufe	32
4.6	Migräne	33
4.7	Trigeminusneuralgie	33

Abkürzungsverzeichnis

A.	Arteria
h	Stunde(n)
i. allg.	im allgemeinen
min	Minute(n)
sog.	sogenannt(e)
u. a.	unter anderem
v. a.	vor allem
ZNS	Zentralnervensystem
z. B.	zum Beispiel
z. T.	zum Teil

1 Anatomie des Nervensystems (Überblick)

1.1 Zentralnervensystem (ZNS)

Das ZNS gliedert sich in das Großhirn, den Hirnstamm, das Kleinhirn und das Rückenmark.

1.1.1 Großhirn

Das Großhirn besteht aus 2 Hemisphären, 4 Hirnkammern und Hirnhäuten. Jede Hemisphäre besteht aus 4 Hirnlappen, die für die Bewegung und Empfindung einer Körperhälfte zuständig sind.

a) Hirnlappen
Der *Stirnlappen* (Lobus frontalis) ist für die Intelligenz des Menschen verantwortlich; er ist noch nicht vollständig erforscht.
Der *Scheitellappen* (Lobus parietalis) ist hauptsächlich für die Raumorientierung verantwortlich.

Ein Ausfall des Scheitellappens verursacht einen Zustand, bei dem der Patient mit geschlossenen Augen z. B. eine Münze durch Berührung mit der Hand nicht erkennen kann. Diesen Zustand nennt man Astereognosie.
Der *Schläfenlappen* (Lobus temporalis) ist für den Geschmack, das Gehör und das Riechvermögen verantwortlich.
Der *Hinterlappen* (Lobus occipitalis) ist u. a. für das Sehvermögen verantwortlich (Abb. 1).
Der Stirnlappen ist vom Scheitellappen durch die Zentralfurche (Sulcus centralis) getrennt.
Den Teil der Hirnrinde, der *vor* dieser Furche, also im hinteren Bereich des Stirnlappens liegt, nennt man motorische Rinde.
Sie ist der Hauptsitz der Steuerung jeglicher willkürlichen Muskelbewegung durch eigenartige große Zellen, die man (nach dem Ent-

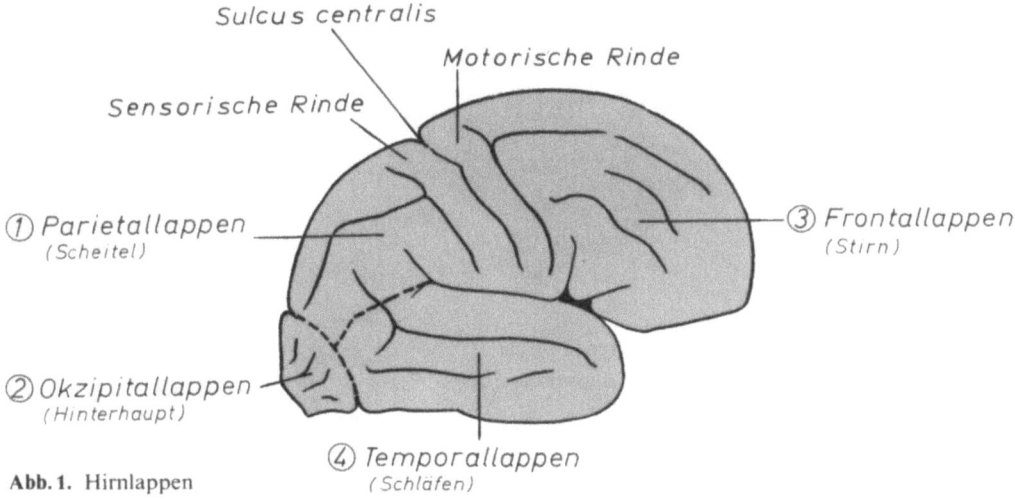

Abb. 1. Hirnlappen

Anatomie des Nervensystems (Überblick)

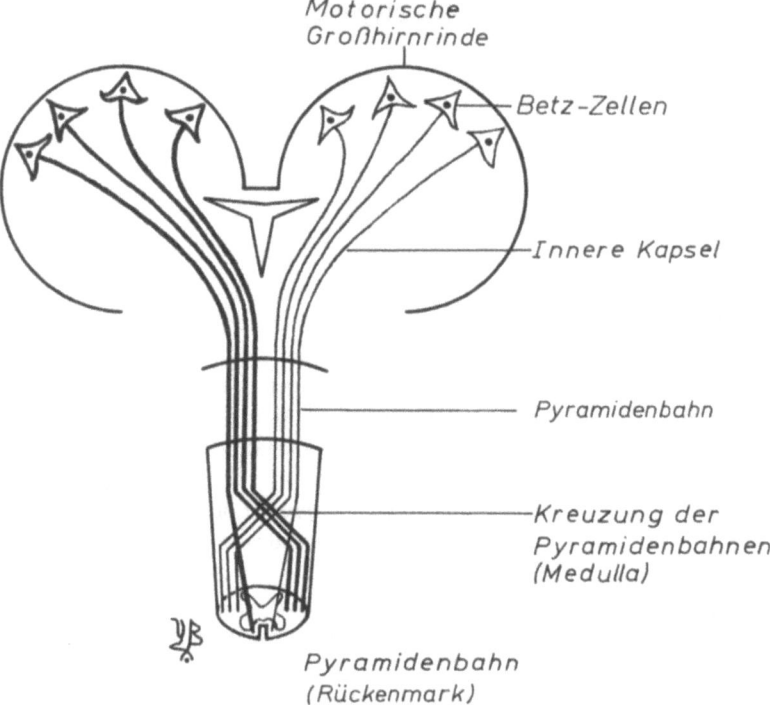

Abb. 2. Motorische Großhirnrinde

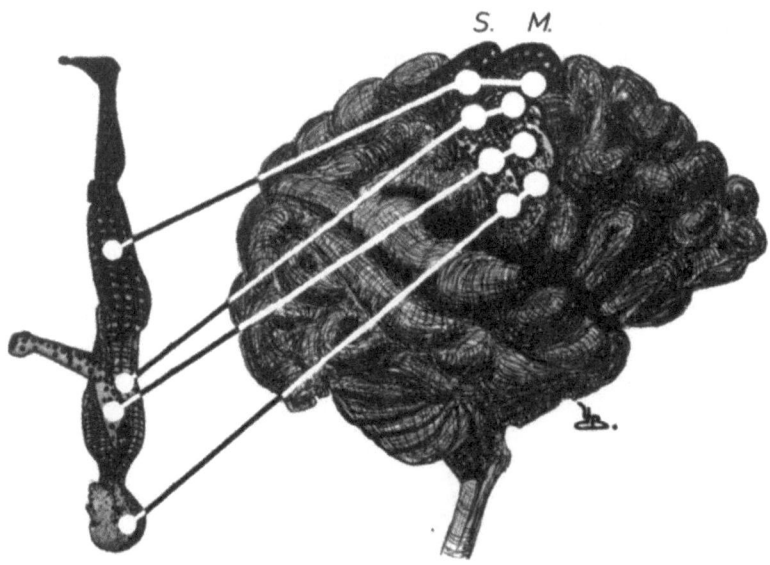

Abb. 3. Großhirnrinde (motorisch, *M.*, und sensorisch, *S.*)

decker) als Betz-Zellen bezeichnet. Alle motorischen Nervenfasern stammen von diesen Zellen. Sie führen zusammen in einer Bahn zum Rückenmark und verlaufen dort als sog. *Pyramidenbahnen*. Die linke und die rechte Pyramidenbahn überkreuzen sich später im verlängerten Mark, so daß die rechte Pyramidenbahn die linke Seite des Körpers und die linke Pyramidenbahn die rechte Seite des Körpers repräsentiert (Abb. 2).

Neben den beschriebenen Pyramidenbahnen wird die Muskelbewegung auch durch andere motorische Nervenfasern beeinflußt, nämlich durch das sog. extrapyramidale System.

Die sensible Rinde liegt hinter der Zentralfurche im vorderen Teil des Scheitellappens. In ihr enden alle sensiblen Bahnen aus den verschiedenen Teilen des Körpers.

Der Körper ist in beiden Rinden so repräsentiert, daß der Kopf zur Schädelbasis und die Beine zur Konvexität (äußere Schädelwölbung) liegen (Abb. 3).

b) Hirnkammern

Beim Durchschneiden des Gehirns sieht man Hohlräume innerhalb der Hirnsubstanz, die sog. Hirnkammern. Diese sind mit einer wasserklaren Flüssigkeit, dem Liquor cerebrospinalis, gefüllt. Dieses Kammersystem nennt man das Ventrikelsystem. Es gibt 4 Hirnkammern: 2 Seitenkammern oder Seitenventrikel, eine 3. Hirnkammer und eine 4. Hirnkammer, die alle miteinander verbunden sind (Abb. 4).

Auf dem Boden des Seitenventrikels (Seitenhirnkammer) sieht man eine bestimmte Art von Blutgefäßen, die man als Adergeflecht (Plexus chorioideus) bezeichnet und die den Liquor cerebrospinalis (Hirnwasser) erzeugen (Abb. 5).

Die 4. Hirnkammer ist mit dem Subarachnoidalraum (s. unter „Hirnhäute") durch 3 Öffnungen verbunden.

c) Hirnhäute

Die Hirnhäute umgeben das Gehirn und das Rückenmark. Bei der Betrachtung von außen nach innen sehen wir zuerst die harte Hirnhaut (Dura mater), dann folgen die weiche Hirnhaut, auch Spinnwebenhaut (Arachnoidea) genannt, und schließlich die innere Weichhaut (Pia mater).

In der harten Hirnhaut finden sich die oberflächlichen Venen des Gehirns. Ein Teil der harten Hirnhaut bildet die sog. Hirnsichel (Abb. 6), eine Ausstülpung dieser Haut zwischen den beiden Großhirnhemisphären (rechte und linke Großhirnhemisphäre), und auch das Zelt des Kleinhirns (Kleinhirnsichel). Letzteres liegt zwischen dem Großhirn und dem Kleinhirn (Abb. 6).

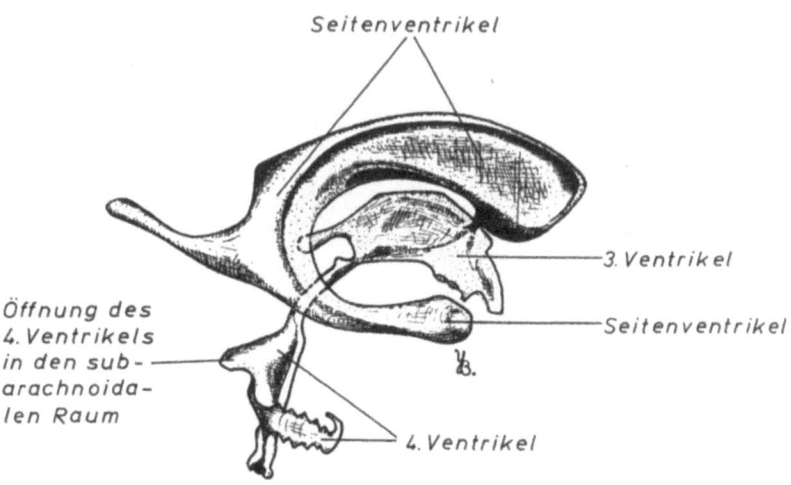

Abb. 4. Hirnkammern (Ventrikel)

Anatomie des Nervensystems (Überblick)

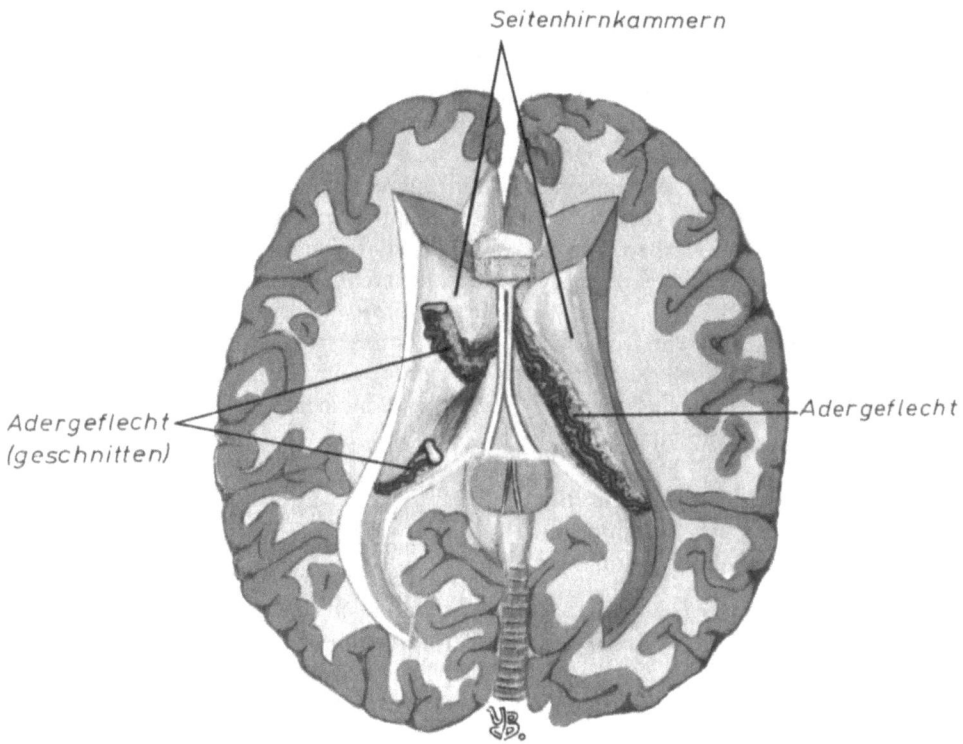

Abb. 5. Adergeflechte (Plexus chorioidei) im Seitenventrikel

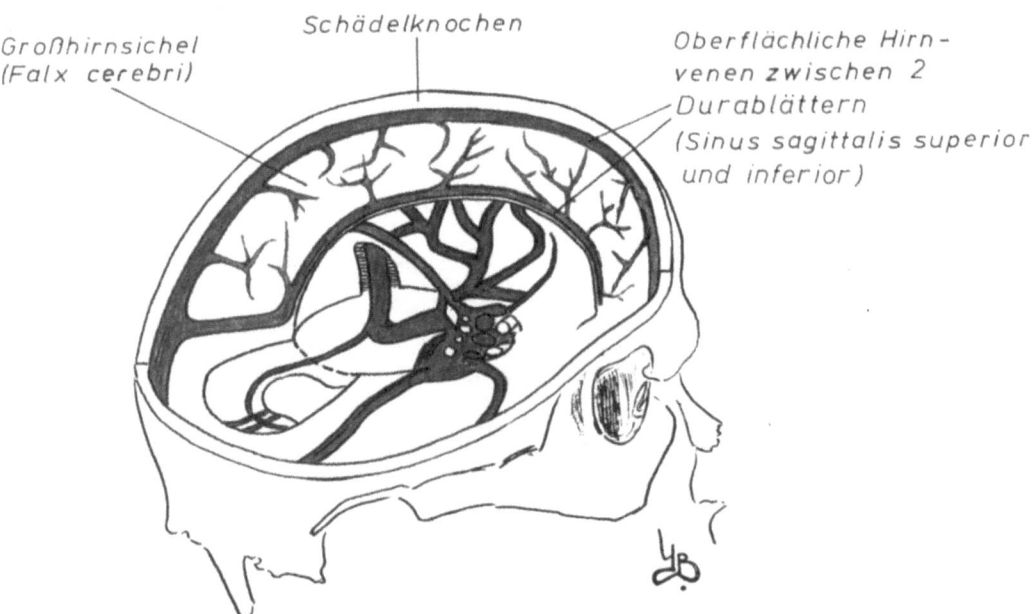

Abb. 6. Dura mater und Hirnsichel mit oberflächlichen Venen

d) Subdural- und Subarachnoidalraum
Der Raum zwischen der harten Hirnhaut und der Spinnwebenhaut wird auch Subduralraum genannt, jener zwischen Spinnwebenhaut und innerer Weichhaut wird Subarachnoidalraum genannt.
Der *Subarachnoidalraum* enthält Hirnwasser (Liquor cerebrospinalis). In diesem Bereich hat der Liquor eine physikalische Verbindung zu den Venenkanälchen der harten Hirnhaut *(Sinus)* über sog. *Zotten.*
Die innere weiche Hirnhaut (Pia mater) liegt dicht an der Hirnsubstanz und ist sehr gefäßreich (Abb. 7).

e) Liquor cerebrospinalis (Hirn- oder Nervenwasser)
Der Liquor cerebrospinalis (Hirn- und Rückenmarkflüssigkeit) ist eine wasserklare Flüssigkeit, deren Hauptaufgabe es ist, als Wasserkissen und als Nahrungsträger für das Gehirn zu dienen. Er wird von den Adergeflechten (Plexus chorioidei) erzeugt und füllt die Hirnkammern. Von dort fließt er durch Arachnoidalzotten (Abb. 7) und gelangt in die Venenkanälchen der harten Hirnhaut (Sinus), und hat somit eine Verbindung zum Blutkreislauf.
Der Liquor cerebrospinalis enthält Zucker, Eiweiß und Blutzellen (Lymphozyten). Die Zuckerwerte betragen im gesunden Liquor 50-80 mg%, das Eiweiß 20-40 mg%, die Zellen 0/3 bis 15/3. Die Zellzahl wird in Dritteln ausgedrückt, da bei der Zellzählung in der Zählkammer nach Fuchs-Rosenthal 3 mm³ gezählt werden. Um die Zahl auf 1 mm³ zu bringen, werden die gezählten Zellen durch 3 geteilt. Veränderungen der Zellzahl, aber auch Veränderungen des Zuckergehalts und des Eiweißgehalts zeigen krankhafte Zustände an. Der Liquordruck beträgt zwischen 60 und 150 mm Wassersäule und wird mit einem Steigrohr gemessen (Tabelle 1). Wenn man fest auf die Halsvenen drückt, steigt der Liquordruck normalerweise an (Queckstedt-Versuch).

1.1.2 Hirnstamm

Der Hirnstamm (Abb. 8) besteht aus folgenden Teilen (von vorne nach hinten genannt): Thalamus, Zwischenhirn, Brücke, verlängertes Mark.

a) Thalamus
Der Thalamus wird als Hauptverteilungsstation für die aufsteigenden sensiblen Reize angesehen. Der ihm zugeordnete *Hypothalamus* wird als Zentrum für die Steuerung des *vegetativen* Nervensystems betrachtet.

b) Zwischenhirn
Das Zwischenhirn als phylogenetisch ältester Hirnanteil erfüllt vorwiegend vegetative Auf-

Tabelle 1. Liquor cerebrospinalis. + erhöht, − erniedrigt, (+) leicht erhöht, (−) leicht erniedrigt

Zustand/Erkrankung	Druck [mmH₂O]	Eiweiß[a] [mg%]	Zucker [mg%]	Zellzahl
Normal	60-150	20-40	50-80	0-15/3
Bakterielle Meningitis	+	+	−	+
Virusmeningitis	+	(+)	normal	+
Pilzmeningitis	+	+	−	+
Hirntumoren	+	+	(−)	(+)

[a] Die Erhöhung des Liquoreiweißes (Globulin) kann man auch durch die sog. Pandy-Reaktion (Kalman Pandy, ungarischer Neurologe) und durch die Nonne-Apelt-Reaktion nachweisen (Max Nonne, Hamburger Neurologe; Friedrich Apelt, deutscher Arzt)

Anatomie des Nervensystems (Überblick)

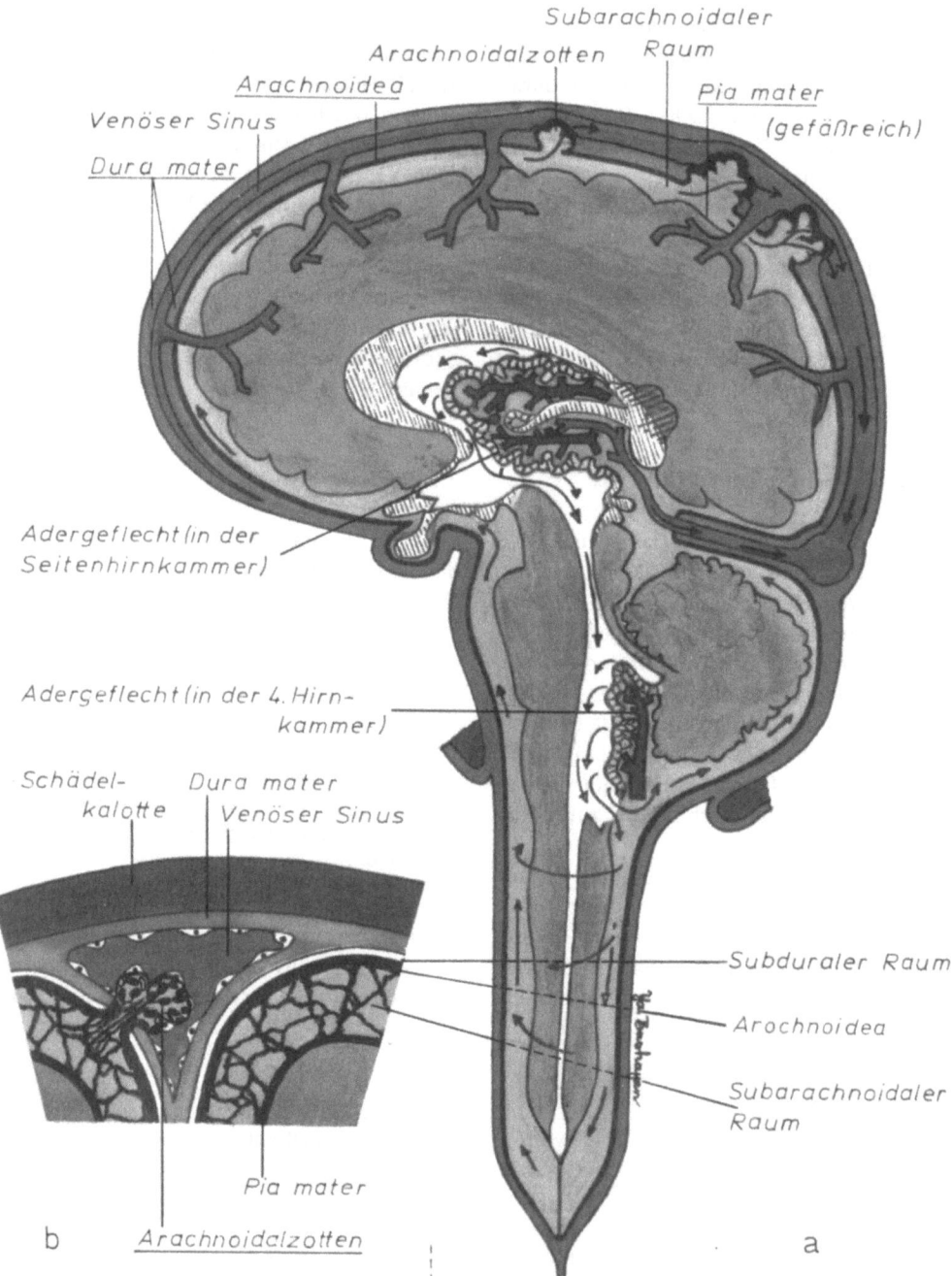

Abb. 7. a Hirnhäute und Liquorkreislauf, **b** Arachnoidalzotten

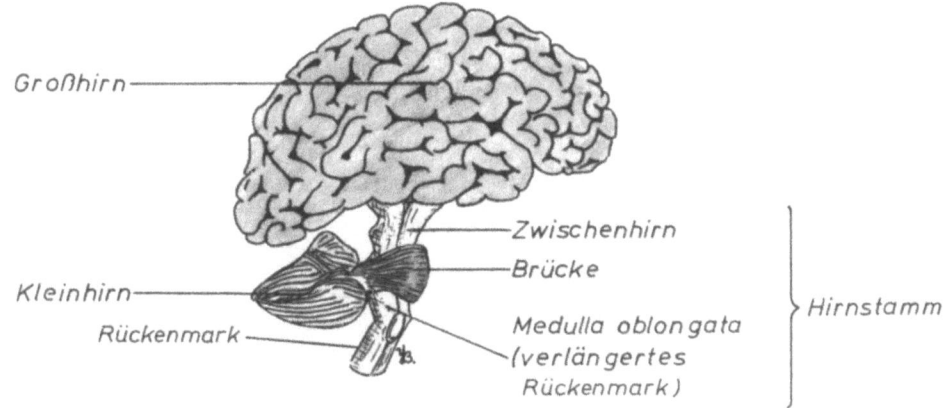

Abb. 8. Hirnstamm (anatomische Beziehungen)

gaben, also solche Funktionen des Organismus, die dem Bewußtsein nicht unterliegen.

c) Brücke
Die Brücke, an der Basis gelegen, enthält im wesentlichen die sich kreuzenden Bahnen des Pyramidenbahnsystems (s. 1.1.1 a).

d) Verlängertes Mark
Das verlängerte Mark (Medulla oblongata) enthält wesentliche vegetative Zentren, d. h. dem Bewußtsein nicht zur Verfügung stehende Leistungen wie z. B. Atemzentrum, Herzzentrum und Gefäßzentrum sowie die Nervenbahnen. Es ist von der 4. Hirnkammer überdeckt.

1.1.3 Kleinhirn

Das Kleinhirn besteht aus 2 Lappen, die von einem „mittelständigen Wurm" getrennt werden. Dieser schmale Trennungsstreifen zwischen den paarig angeordneten Kleinhirnlappen hat das Aussehen eines wurmförmigen Gebildes und führt die Seitenverbindungen zwischen dem rechten und dem linken Kleinhirnlappen. Das Kleinhirn ist für das Gleichgewicht, aber auch für den Muskeltonus wichtig. Eine Erkrankung des Kleinhirns verursacht eine Herabsetzung des *Muskeltonus* sowie eine Unsicherheit der Bewegung, die wir als *Ataxie* bezeichnen.

1.1.4 Hals- und Rückenmark

Das Rückenmark ist der Teil des zentralen Nervensystems, der im Wirbelkanal liegt. Auch er ist von den vorstehend genannten Hirnhäuten umfaßt. Das Rückenmark erstreckt sich vom verlängerten Mark im Wirbelkanal den Rücken hinunter bis zum 1. Lendenwirbel. Der Hirnhautsack, in den das Rückenmark eingebettet ist, reicht bis zum 2. Lendenwirbel. Dieser letztgenannte „leere Raum", in dem sich Nervenwasser (Liquor cerebrospinalis) befindet, ist der Zugang für die Gewinnung des Nervenwassers *(Lumbalpunktion).* Er ist der Zugang zum Liquor cerebrospinalis, der die Einführung einer Punktionsnadel gestattet, ohne Rückenmarksgewebe zu verletzen.

Schneidet man das Rückenmark durch, sieht man im Querschnitt eine zentrale schmetterlingsähnliche Figur (Abb. 9), die man auch graue Substanz nennt. Diese graue Substanz umgibt den Canalis centralis (Zentralkanal), eine sehr enge, das ganze Rückenmark von oben nach unten durchziehende liquorhaltige Röhre. Die graue Substanz läuft im Querschnitt aus in 2 *Vorderhörner* und 2 *Hinterhörner* (daher Schmetterlingsfigur). Die Vorderhörner enthalten die motorischen Nervenzellen, die Hinterhörner die sensiblen Nervenzellen. Im Querschnitt des durchschnittenen Rückenmarks sieht man, daß die *graue Sub-*

Anatomie des Nervensystems (Überblick)

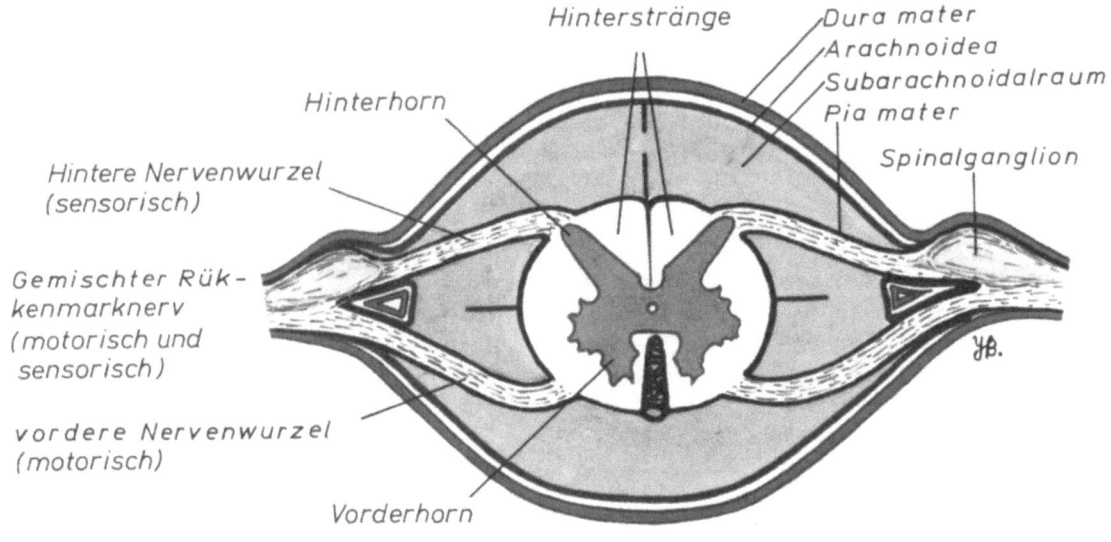

Abb. 9. Rückenmark (Querschnitt)

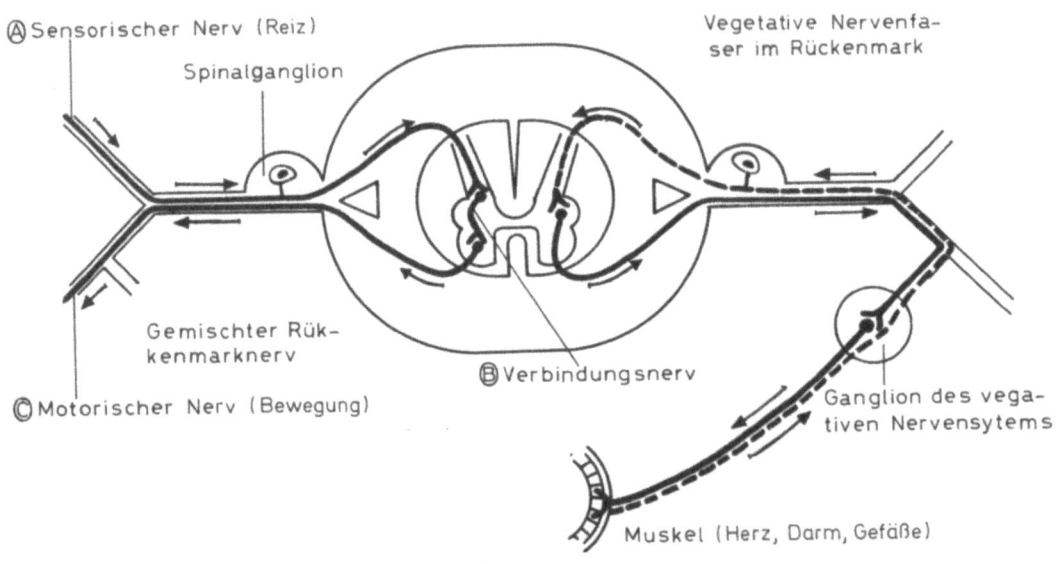

Abb. 10. Reflexbogen im Rückenmark

stanz von der *weißen Substanz* umgeben wird. Die weiße Substanz führt Nervenbahnen. Den Anteil der weißen Substanz, der zwischen den Hinterhörnern verläuft, nennen wir *Hinterstränge*. Es gibt einen linken und einen rechten Hinterstrang. Der Hinterstrang enthält sensible Nervenfasern, die für die Raumorientierung wichtig sind.

Wird ein Muskel gereizt, gehen die Reizimpulse vom Muskel aus durch den peripheren Nerv (s. 1.2) über die im Bereich der Wirbelsäule liegenden Nervenwurzeln zu den

Hinterhörnern des Rückenmarks. Von dort geht der Reiz durch die graue Substanz zu den Vorderhörnern in die vordere Wurzel, zurück in den peripheren Nerv und wiederum zum Muskel. Dadurch entsteht eine Muskelkontraktion. Es ist dieser Weg ein sog. kurzgeschlossener *Reflexbogen* (Abb. 10).

Die durch solche Muskelreize erfolgenden Antworten (Muskelkontraktion) nennt man den *Eigenreflex*, z. B. den Kniegelenkreflex. Gehen die Reize eines Muskels, die von der Peripherie zum hinteren Anteil des Rückenmarks laufen, nicht im selben Segment in die motorischen Vorderhörner weiter, sondern verlaufen etwa im Rückenmark einige Segmente weiter in eine andere Höhe, um dann erst zu den Vorderhörnern und zum peripheren Nerven zu führen, so nennt man dies einen *Fremdreflex*. Typisches Beispiel sind die Bauchdeckenreflexe (Zucken der Bauchmuskulatur bei Bestreichen der Bauchhaut; vgl. 2.1.2).

1.2 Peripheres Nervensystem

Das periphere Nervensystem besteht aus den eigentlichen Nerven, die vom Zentralnervensystem (Gehirn und Rückenmark) in die verschiedenen Körperbereiche (Peripherie) verlaufen. Diese peripheren Nerven können gut bleistiftdick bis stricknadeldünn sein. Sie führen *motorische* und *sensible* Fasern. Die motorischen Fasern entstehen aus der Fortleitung der Vorderhörner des Rückenmarks, die sensiblen Fasern aus den Hinterhörnern. Noch im Bereich der Wirbelsäule bilden sich die sog. *Nervenwurzeln*, die sich dann im weiteren Verlauf nach peripher hin in die *peripheren Nerven* bündeln, die sensible und motorische Fasern enthalten (s. Abb. 9).

1.2.1 Hirnnerven

Außer vom Rückenmark gehen auch direkt vom Gehirn aus periphere Nerven zu den einzelnen Sinnesorganen und Muskeln in Kopfbereich, Rachenraum und Zunge. Es gibt 12 paarig (beidseitig) angelegte *Hirnnerven*. Als Beispiele seien angeführt: Geruchsnerv (N. olfactorius, I), Sehnerv (N. opticus, II) Nerven für die Augenbewegung (N. oculomotorius, III; N. trochlearis, IV; N. abducens, VI), Nerven für die sensible Gesichtsversorgung (N. trigeminus, V), Nerv für die motorische Gesichtsversorgung (N. facialis, VII), ferner Nerven, die den Schluckakt, die Zungenbewegung usw. gewährleisten [N. glossopharyngeus, IX; N. vagus, X; N. hypoglossus XII; N. vestibulocochlearis, VIII (ältere Bezeichnung: N. acusticus)].

1.2.2 Rückenmarknerven

Die eigentlichen Rückenmarknerven, die paarig (beidseitig) angeordnet sind, folgen den Segmenten (Abteilungen) des Rückenmarks von oben nach unten.

Die peripheren Nerven zweigen sich nach Art der Verästelung von Bäumen in der Peripherie auf. Somit ergibt sich in der Peripherie ein dichtes Netz von peripheren Nerven und deren Verästelungen.

1.3 Vegetatives Nervensystem

Das vegetative Nervensystem steuert die gesamte nicht dem Bewußtsein unterworfene Leistung des lebenden Organismus. Wie wir gesehen haben, liegt der Hirnanteil des vegetativen Nervensystems im *Hypothalamus*, er liegt ferner in den Hirnnerven III, VII, IX und X.

Der Rückenmarkanteil des vegetativen Nervensystems liegt im *Brustrückenmark* sowie im *oberen Lendenrückenmark zwischen D_1 und L_2.*[1] Der *sakrale Rückenmarkanteil* liegt zwischen S_2 und S_3 (Abb. 11).

Der Hypothalamus ist also ein wesentlicher Teil des Stammhirns und steuert zusätz-

---

[1] D_1, L_2 etc.: Rückenmarksegmente.

Anatomie des Nervensystems (Überblick)

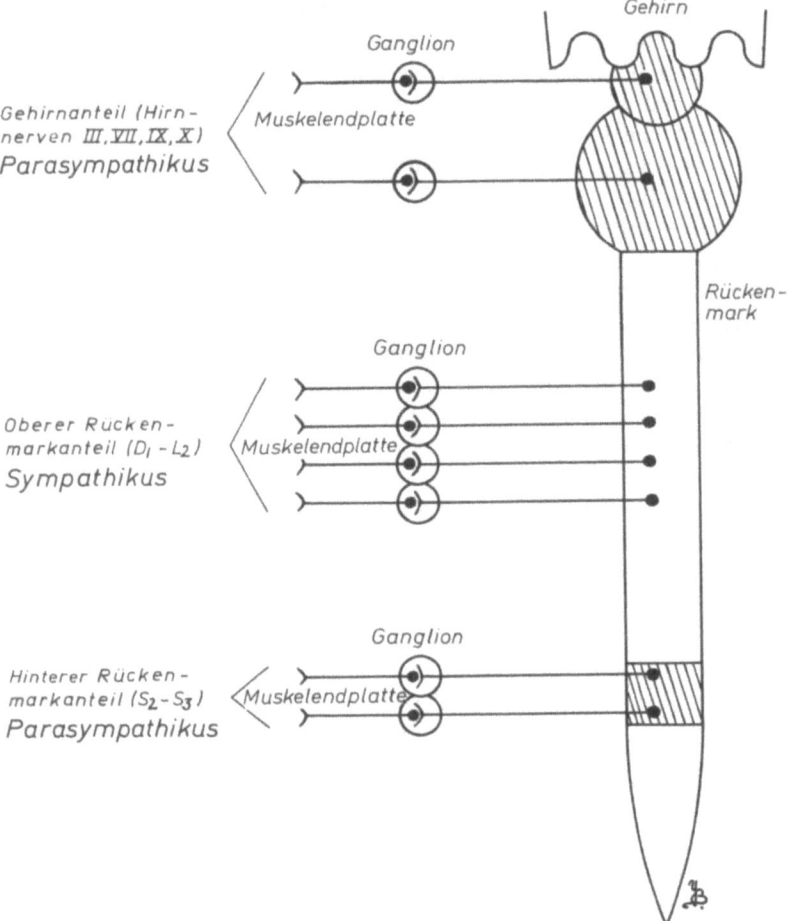

Abb. 11. Vegetatives Nervensystem

lich alle Teile des vegetativen Nervensystems. Dieser Hypothalamus reguliert die *unwillkürliche Aktivität der inneren Organe,* entweder *hemmend* oder *stimulierend.* Das Zusammenspiel zwischen Hemmung und Stimulation, die beiden verschiedenen Funktionen des vegetativen Nervensystems, *Sympathikus* und *Parasympathikus,* bedingt die normale Funktion der inneren Organe. Die Erregung wird zunächst von dem betreffenden Organ (Herz, Darm, Gefäße usw.) durch eine sensible Nervenfaser zum entsprechenden Teil des vegetativen Nervensystems im Bereich des zentralen Nervensystems fortgeleitet (Abb. 10).

Der motorische Reiz geht dann durch die präganglionären Fasern des vegetativen Nervensystems zu einem *Ganglion* (Nervenknoten) außerhalb des zentralen Nervensystems. In diesem Ganglion wird durch den Reiz *Acetylcholin* (chemische Substanz, die zur Gruppe der Neurotransmitter gehört, s. auch 4.2.1) produziert, wodurch der Reiz von einer weiteren Nervenfaser der postganglionären Faser bis zur Rezeptorzelle (Empfangszelle) am Endorgan fortgeleitet wird. Hier wird auch eine chemische Substanz durch den Reiz produziert, die im Falle des sympathischen Nervensystems *Adrenalin* und *Noradrenalin* oder im Falle des parasympathischen Nervensystems Acetylcholin ist (Abb. 12, Tabelle 2).

Vegetatives Nervensystem

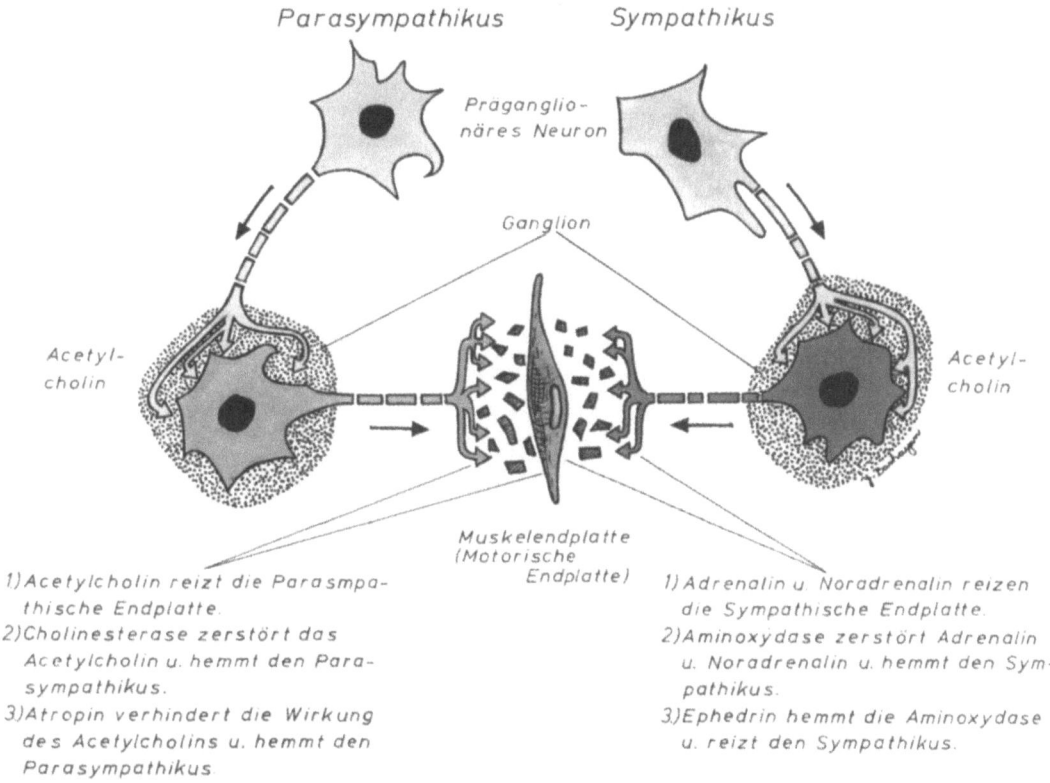

1) Acetylcholin reizt die Parasmpathische Endplatte.
2) Cholinesterase zerstört das Acetylcholin u. hemmt den Parasympathikus.
3) Atropin verhindert die Wirkung des Acetylcholins u. hemmt den Parasympathikus.
4) Physostigmin hemmt die Cholinesterase u. reizt den Parasympathikus.

1) Adrenalin u. Noradrenalin reizen die Sympathische Endplatte.
2) Aminoxydase zerstört Adrenalin u. Noradrenalin u. hemmt den Sympathikus.
3) Ephedrin hemmt die Aminoxydase u. reizt den Sympathikus.

Abb. 12. Funktion des vegetativen Nervensystems

Tabelle 2. Funktionsübersicht des sympathischen und des parasympathischen Nervensystems

Organ	Wirkung sympathischer Reize	Wirkung parasympathischer Reize (z. B. Reiz des Vagusnervs)
Herz	1) Frequenzanstieg, 2) vermehrte Kontraktionskraft	1) Frequenzverlangsamung, 2) verminderte Kontraktionskraft
Gefäße	1) α-Rezeptorenreiz verursacht Gefäßkontraktion und Blutdruckanstieg, 2) β-Rezeptorenreiz verursacht Gefäßerweiterung und Blutdruckabfall	Kein Einfluß, da keine Rezeptoren für dieses System in den Gefäßen vorhanden
Bronchien	Erweiterung (β-Rezeptorenreiz)	Einengung (vgl. Asthma bronchiale, überwiegt das parasympathische Nervensystem)
Darm	1) Vermindert die Darmbewegung, 2) Verdauungsdrüsensekretion wird meistens vermindert (z. B. trockener Mund)	1) Verstärkt die Darmtätigkeit, die als Koliken empfunden werden, 2) vermehrt die Sekretion der Verdauungsdrüsen
Pupille (Auge)	Erweiterung (vgl. Erweiterung beim Weitsehen oder im Dunkeln)	Einengung (vgl. Einengung beim Nahsehen oder bei hellem Licht)

2 Physiologie – Leistungen des Nervensystems

Außer den Leistungen des Nervensystems, die oben dargestellt wurden, sind seine wesentlichen Leistungen die Motorik (Bewegung) und die Sensibilität (Empfindung).

2.1 Motorik

Die Motorik gliedert sich in eine willkürliche (pyramidale) und eine unwillkürliche (extrapyramidale) Motorik.

2.1.1 Pyramidale und extrapyramidale Motorik

Die pyramidale Motorik steuert oder leitet im wesentlichen die willkürlichen Bewegungen, die wir machen. Die anatomische Betrachtung und Aufgliederung des Nervensystems, wie sie vorstehend dargestellt ist, darf uns von der Tatsache nicht ablenken, daß das Nervensystem als eine Ganzheit zu betrachten ist. Die verschiedenen Funktionen der beschriebenen Teile des Nervensystems sind integriert (Sherrington-Gesetz), so daß sie als eine Einheit für die Erhaltung des Lebens und der Entwicklung der Intelligenz dienen. Wenn man z.B. die willkürliche Bewegung als solche nimmt, so wird sie durch den pyramidalen Anteil (Großhirnrinde, Pyramidenbahn) gewährleistet, aber von dem extrapyramidalen Anteil (Basalganglion) des motorischen Nervensystems vervollständigt. Das extrapyramidale Nervensystem beeinflußt die Bewegung insofern, als es sie verfeinert und gezielter macht. Fehlt dieser Einfluß des extrapyramidalen Nervensystems, so wird die Bewegung nur durch das pyramidale Nervensystem gesteuert; sie wird ungenau, ungezielt und grob. Dies kann man mit der groben und feinen Einstellungsschraube eines Mikroskops vergleichen, wobei die feine Einstellung dem extrapyramidalen Nervensystem entspräche.

Ehe ein Muskel bewegt wird, entsteht ein Reiz in der motorischen Rinde des Großhirns. Von dort aus geht der Reiz in die Pyramidenbahnen, die sich im Rautenhirn (verlängertes Rückenmark) kreuzen und in das Rückenmark links und rechts ziehen. Die Pyramidenbahn gibt den Reiz weiter zu den motorischen Vorderhornzellen des Rückenmarks. Die motorischen Vorderhornzellen sind die Endstation, die den Reiz fortleitet. Diese Vorderhornzellen werden nicht nur über die Pyramidenbahn gereizt, sondern auch vom extrapyramidalen Nervensystem (dessen Ursprung in den Basalganglien des Hirnstamms liegt) beeinflußt. Der letzte Akt der Bewegung wird also von 2 Systemen beeinflußt – den Pyramidenbahnen sowie dem extrapyramidalen Nervensystem –, welche ihre Reize auf die Vorderhornzellen leiten.

2.1.2 Reflexe

Die Reflexe sind Antworten des Nervensystems auf eine Reizung in der Peripherie, z.B. eine Muskelreizung oder eine Reizung der Sehne eines Muskels (Dehnungsreiz). Wie schon vorstehend im anatomischen Abschnitt beschrieben, führt ein solcher Reiz über die sensiblen Nervenbahnen des peripheren Nerven zu den Hinterhörnern des Rückenmarks und von dort zu den Vorderhörnern, um wieder durch den peripheren Nerv zum Muskel zurückzulaufen und somit eine Reaktion hervorzurufen. Diesen Reflexkreis nennt man *Reflexbogen* (Abb. 10). Er ist die Grundlage für die sog. Eigenreflexe, z. B. den Kniescheibensehnenreflex. Die Fremdreflexe sind solche, an denen mehrere Abschnitte des zentralen Nervensystems beteiligt sind, z. B. Bauchdeckenreflexe.

2.1.3 Muskeltonus

Der Muskeltonus ist ein dauernd vorhandener leichter Spannungszustand der ruhenden Muskulatur. Den Grad des Spannungszustands kann man durch die passive Bewegung der betreffenden Extremität (Arm, Bein) prüfen.

Der Muskeltonus kann bei bestimmten Erkrankungen, z. B. Läsionen der peripheren *motorischen* Nervenanteile, herabgesetzt sein. Man spricht dann von *Hypotonie oder Atonie* (teilweises oder völliges Fehlen des Muskeltonus). Diese Störungen können durch Entzündungen oder Degeneration durch Verletzung des betreffenden peripheren (motorischen) Nervs entstehen. Beispiele dafür sind die Nervenentzündung (Neuritis), die Kinderlähmung sowie die progressive spinale Muskelatrophie.

Für die Tonus*erhaltung* ist das *sensible* Leitungssystem verantwortlich. Eine Störung desselben kann auch zu herabgesetztem Muskeltonus führen, z. B. bei der Erkrankung Tabes dorsalis (syphilitische Erkrankung des Nervensystems).

Schließlich ist das *Kleinhirn* an dem komplizierten Spiel der Erhaltung des Muskeltonus wesentlich mitbeteiligt.

Der Muskeltonus kann aber auch erhöht sein, ein Zustand, den man als *Hypertonus* bezeichnet. Wir verstehen darunter eine Erhöhung des Muskeldehnungswiderstands.

Dieser Hypertonus kann als federnder Muskelwiderstand auftreten, besonders im Beginn einer Bewegung. Man spricht von Spastizität oder *Spastik,* z. B. bei einer Schädigung der Pyramidenbahn, die durch Gehirnblutung, Gehirnentzündung, Verletzungen oder Tumoren zustande kommen kann. Die Vorderhornzellen des Rückenmarks sind dann sozusagen enthemmt und haben ihre zerebrale Zügelung verloren. Wenn man die gelähmte Extremität passiv bewegt, empfindet man einen gewissen Widerstand (erhöhter Muskeltonus) am Anfang der Bewegung, der jedoch nach einem gewissen Grad der passiven Dehnung der betreffenden Extremität plötzlich nachläßt, so daß diese vorgestreckt wird (federnder Widerstand oder Taschenmesserphänomen oder Spastizität).

Ist der erhöhte Muskeltonus nicht federnd, sondern von Anfang bis Ende der passiven Bewegung gleichbleibend, so spricht man von *Rigor*.

Läßt sich der Muskelwiderstand nur ruckweise überwinden, spricht man von einem *Zahnradphänomen*.

Die beiden letzten Arten von erhöhtem Muskeltonus kommen bei Erkrankungen des extrapyramidalen Nervensystems (Basal- oder Stammganglien) vor.

Oft ist eine extrapyramidale Erkrankung von verlangsamter Entspannung der Muskulatur und damit von Bewegungsarmut (Akinesie) begleitet, die sich in Form von Armut der Gesichtsmimik, dem sog. *Maskengesicht* zeigt. Diese Bewegungsarmut wird nicht selten in Ruhe von einem Schüttelzittern (Tremor) begleitet. Das ist das sog. *Parkinson-Syndrom* (nach dem engl. Arzt James Parkinson, 1755-1824). Merkmale des Parkinson-Syndroms (extrapyramidale Erkrankung) sind ein erhöhter Muskeltonus, Rigor (Steifigkeit), ferner Bewegungsarmut (Akinesie) und Schüttelzittern (Tremor).

2.2 Sensorische und sensible Leistungen

Die sensorischen/sensiblen Leistungen des Nervensystems sind hauptsächlich die Sinneswahrnehmungen (Hirnnerven) und die

Sensibilität (Berührungs-, Wärme- und Druckwahrnehmung sowie auch Schmerzwahrnehmung im ganzen Körperbereich). Diese Leistungen führen von der Körperperipherie über die peripheren Nerven zum Zentralnervensystem (Rückenmark und Gehirn) bis in die Großhirnrinde, wo sie dem Bewußtsein zugänglich werden. (z. B. Schmerz, Druck oder auch sehr feine Wahrnehmungen, z. B. Fliege auf der Haut usw.).

3 Pathologie – Hauptstörungen durch Erkrankungen des Nervensystems

3.1 Bewegungsstörungen

Als wichtigste Störungen sollen zunächst *Bewegungsstörungen* abgehandelt werden, hier v. a. die Lähmungen, im folgenden dann aber auch Krämpfe, Koordinationsstörungen, Chorea und Athetose.

3.1.1 Lähmungen

Bei den Lähmungen müssen wir verschiedene Arten unterscheiden. Es handelt sich im Grunde um Muskellähmungen, also um Lähmungen des Erfolgsorgans. Man spricht von Paresen und Paralysen. *Paresen* stellen eine nichttotale Lähmung im Bereich einer Extremität (z. B. Arm oder Bein) dar. Die *Paralyse*, auch *Plegie* genannt, ist die totale, also vollständige Muskellähmung. Solche Lähmungen sind klar erkennbar. Sie können auch durch die Prüfung der groben Kraft der betreffenden Extremität festgestellt werden.

a) Zentrale (spastische) Lähmungen
Die Lähmungen können auch nach der Art ihrer Lokalisation unterteilt werden. Eine *Monoplegie* (Monoparese) ist dann vorhanden, wenn nur eine Extremität betroffen ist. Die *Paraplegie* (Paraparese) oder *Diplegie* (Diparese) bedeutet eine Lähmung beider Arme oder beider Beine, die oft auf eine Rückenmarkkrankheit zurückzuführen ist. Die *Tetraplegie* (Tetraparese) betrifft alle 4 Extremitäten und wird häufig durch eine Halsmarkschädigung ausgelöst. Die *Hemiplegie* (Hemiparese) tritt dann auf, wenn eine Körperhälfte, also die rechte oder linke Seite gelähmt ist, und sie ist hauptsächlich zerebralen Ursprungs (Gehirnkrankheit).

Diese Lähmungsformen sind im wesentlichen *pyramidale Lähmungen*, d. h. solche Lähmungen, die die willkürliche Bewegung beeinträchtigen. Es gibt aber auch *extrapyramidale Lähmungen*, also solche, die die unwillkürliche Feinbewegung beeinträchtigen. Diese sind vorstehend im Abschnitt „Muskeltonus" (2.1.3) abgehandelt.

Lähmungen können also durch Gehirnerkrankungen oder Rückenmarkerkrankungen entstehen.

Lähmungen, die durch Gehirnerkrankungen auftreten, sind im wesentlichen *spastische Lähmungen*, d. h. sie gehen mit erhöhtem Muskeltonus und gesteigerten Eigenreflexen einher. Hierbei finden sich dann auch die sog. Pyramidenbahnsymptome, pathologische Reflexe wie z. B. der Babinski-Reflex (Babinski, polnischer Neurologe, 1857–1932, lebte in Paris).

b) Periphere (schlaffe) Lähmungen
Es gibt auch *schlaffe Lähmungen*, die sich durch Herabsetzung des Muskeltonus und fehlende Eigenreflexe auszeichnen. Sie entstehen bei einer Schädigung des peripheren Nervs bzw. der Vorderhornzellen des Rückenmarks. Die Muskulatur wird dann schlaff und später atrophisch (Muskelschwund). Die Schädigung liegt dann im Bereich des (peripheren) 2. Neurons[1], während die spastische

---

[1] Neuron: Grundelement des Nervensystems, bestehend aus Nervenzellkörper, Dendriten, Neuriten u. a.

Pathologie – Hauptstörungen durch Erkrankungen des Nervensystems

Tabelle 3. Unterschiede zwischen einer schlaffen und einer spastischen Lähmung

Art der Lähmung	Sehnenreflex	Muskeltonus	Besonderheiten
schlaffe Lähmung	Abgeschwächt oder erloschen	Vermindert	Muskelatrophie und fibrilläre (faszikuläre) Zuckungen
Spastische Lähmung	Gesteigert	Deutlich vermehrt mit dauernder Kontraktion und Spasmen	Positiver Babinski-Reflex, Muskel nicht deutlich atrophisch, erhöhter Muskelklonus

Lähmung in einer Schädigung des 1. Neurons (ZNS) ihre Ursache hat.
Den Unterschied zwischen einer schlaffen und einer spastischen Lähmung können wir in Tabelle 3 am besten sehen.

c) Psychogene (hysterische) Lähmungen
Die psychogene (hysterische) Lähmung ist eine Lähmung ohne Nachweis einer organischen Störung. In diesem Zustand sind die Reflexe normal auslösbar, ebenso ist der Muskeltonus normal. Zeichen einer Pyramidenbahnschädigung gibt es nicht. Dennoch kann durch Inaktivität (Bewegungsmangel auf psychogener Grundlage) auf lange Zeit eine Atrophie der Muskulatur im gelähmten Bereich eintreten. Die Hysterie ist eine seelische Reaktion. Sie gehört in den Bereich der psychiatrischen Betrachtungen.

3.1.2 Krämpfe

Es handelt sich um motorische Reizzustände: Die Krämpfe sind im wesentlichen muskelbedingt (plötzlich auftretendes Zusammenziehen der Muskulatur), damit verbunden sind entsprechende Bewegungsstörungen.

a) Zerebrale Krämpfe
Man unterscheidet die Krämpfe, die unter Erhöhung des Muskeltonus eine bestimmte Zeit (einige Minuten) anhalten (tonische Krämpfe), und die Krämpfe, die als kurzdauernde Zuckungen der betroffenen Extremitäten in Erscheinung treten (klonische Krämpfe).
Die Krämpfe können lokalisiert (nicht alle Extremitäten betreffend) oder generalisiert (alle Extremitäten betreffend) auftreten. Muskelkrämpfe können auch im Bereich des Gesichts auftreten (s. 4.5).

b) Psychogene (hysterische) Krämpfe
Neben diesen durch Erkrankungen oder Funktionsstörungen im Zentralnervensystem bedingten Krämpfen gibt es, ähnlich wie im Bereich der Lähmungen, auch psychogene Krämpfe, d. h. seelisch bedingte Fehlverhaltensweisen, die dem Kranken aber oft als solche nicht bewußt sind (Hysterie).

3.1.3 Koordinationsstörungen

Die Koordinationsstörungen sind weitere Bewegungsstörungen, die im Verlauf von Erkrankungen des zentralen oder peripheren Nervensystems auftreten. Es handelt sich um Störungen in der Abstimmung des Bewegungsablaufs.

a) Einfache Koordinationsstörung
Die einfache Koordinationsstörung stellt eine Bewegungsunsicherheit dar, die einer Gleichgewichtsstörung ähnelt. Es kann sich um ein einfaches Schwanken im Stehen, besonders bei geschlossenen Augen, bis hin zu einer Fallneigung handeln.

b) Ataxie
Die Bewegungsstörungen (Koordinationsstörungen) können aber auch bis zu sehr augenfälligen schweren Störungen führen. Hierunter wird v. a. die Ataxie verstanden. Diese stellt eine sehr bedeutende und augenfällige

Unsicherheit beim Gehen, Greifen usw. dar. Es gibt eine zerebrale Ataxie (gehirnbedingt), eine zerebellare Ataxie (kleinhirnbedingt) und eine spinale Ataxie (periphere Ataxie bei Krankheitsbefall der Hinterhörner des Rückenmarks oder der peripheren Nerven).

c) Chorea
Eine weitere schwere Bewegungsstörung ist die sog. Chorea („Veitstanz"). Es handelt sich hierbei um ruckartige, ungezielte Bewegungs- und Greifstörungen. Wir unterscheiden eine Chorea minor, eine durch Entzündung im Bereich des zentralen Nervensystems entstehende Störung, z. B. bei Kindern mit rheumatischem Fieber, und eine Chorea major, die in der Erscheinungsform ähnlich wie die Chorea minor ist, aber eine sog. degenerative Erkrankung darstellt. Sie ist rezessiv vererblich und kommt daher in Familien gehäuft vor. Sie betrifft meist Menschen in der zweiten Lebenshälfte (Huntington-Chorea).

d) Athetose
Außerdem ist die Athetose zu erwähnen, die der Chorea eng verwandt ist. Es handelt sich hier aber nicht um ruckartige Bewegungs- oder Greifstörungen, sondern um langsame „wurmförmige" Extremitätenbewegungen (wie bei einer orientalischen Tänzerin).

e) Tremor
Schließlich muß der schon oben im Zusammenhang mit der Parkinson-Erkrankung (2.1.3) erwähnte Tremor genannt werden, ein Zittern oder Flattern der Extremitäten, welches vom Kranken durch den Willen nicht beeinflußt werden kann.
Dieser Tremor kann *grobschlägig* sein wie z. B. bei Alkoholismus, CO-Vergiftungen oder Erkrankungen des extrapyramidalen Nervensystems. Er kann aber auch infolge seelischer Aufregung auftreten, wie jeder weiß. Er kann *feinschlägig* sein wie z. B. bei einer Überfunktion der Schilddrüse.
Schließlich gibt es bei einer ganz bestimmten Erkrankung (multiple Sklerose) einen charakteristischen Tremor, den wir *Intentionstremor* („Zielwackeln") nennen. Dieser tritt am Ende einer willkürlichen Bewegung auf, z. B. bei Führung des Zeigefingers auf die Nasenspitze. Im Endprozeß dieses Vorgangs kommt es zu einem starken grobschlägigen Tremor, ehe der Finger die Nasenspitze tatsächlich berührt. Auch bei anderen Kleinhirnerkrankungen kann diese Störung auftreten.

3.2 Sensiblitätsstörungen

Sensibilitätsstörungen sind Störungen der Berührungsempfindungen auf der Haut (Oberflächensensibilität, epikritische Sensibilität). Sie entsprechen dem Versorgungsbereich eines oder mehrerer *peripherer* Nerven oder Hirnnerven. Es gibt aber auch *zentrale* Sensibilitätsstörungen, die dann auftreten, wenn die sensible Hirnregion oder das Rückenmark geschädigt sind. Neben der Oberflächensensibilität sind die Tiefensensibilität (protopathische Sensibilität) sowie die Schmerz- und Temperaturempfindung wichtig.

4 Wichtige Krankheitsbilder

Von den wichtigen Erkrankungszuständen und Krankheitsbildern des Nervensystems seien als Beispiel nur einige erwähnt.

4.1 Primäre Muskelerkrankungen (Myopathien)

Diese Muskelerkrankungen sind meist genetisch fixiert (erblich) und treten in Familien u. U. gehäuft auf. Wir kennen die progressive spinale Muskelatrophie (Erb-Muskelatrophie; Erb dt. Neurologe, 1840–1921). Ferner die Myotonia congenita (Thomsen-Syndrom) und die dystrophische Myotonie, außerdem periodische familiäre Muskellähmungen und die Myasthenia gravis (letztlich auch genetisch fixierte Muskelschwäche).

4.1.1 Progressive spinale Muskelatrophie

Die progressive spinale Muskelatrophie ist, wie gesagt, eine genetische Erkrankung, die familiär gehäuft auftritt und durch Degeneration der Vorderhornzellen des Rückenmarks bedingt ist. Sie beginnt meist im Kindesalter. Symptome sind ein herabgesetzter Muskeltonus mit Muskelschwund im weiteren Verlauf und Verlust der willkürlichen Bewegung. Die Sehnenreflexe sind nicht auslösbar.

4.1.2 Pseudohypertrophische Muskeldystrophie

Die pseudohypertrophische Muskeldystrophie kommt hauptsächlich beim männlichen Geschlecht vor. Die Beckenmuskulatur wird in der Regel früher befallen als die Brustmuskulatur. Die betroffenen Muskeln sehen gut entwickelt und eher hypertrophisch (kräftig) aus, da Fetteinlagerungen im Verlaufe der Erkrankung erfolgen. Die Krankheit ist gekennzeichnet durch häufiges Fallen und Schwierigkeiten beim Stehen, z.B. zieht sich das Kind an seinen Beinen hoch, wenn es aufstehen muß. Es benutzt also für diesen motorischen Akt zur Unterstützung die Arme.

4.1.3 Myotonia congenita

Die Myotonia congenita ist erblich. Unter Myotonie verstehen wir eine dauernde Muskeltonuserhöhung. Die Krankheit beginnt gleich nach der Geburt. Die Muskeln sind versteift und zeigen eine Armut an Bewegung. Durch Kälte wird die Steifigkeit der Muskulatur verschlimmert. Die Muskelreflexe sind gesteigert. Die Krankheit kann sich im Erwachsenenalter bessern.

4.1.4 Dystrophia myotonica

Die Dystrophia myotonica ist auch erblich bedingt. Sie kommt bei Erwachsenen vor. Die Krankheit befällt die Muskualtur in der Peripherie, die sog. distale Muskulatur (z. B. Unterschenkel, Unterarme); Atrophie und Schwäche treten auf. Die Reflexe fehlen im Gegensatz zur Myotonia congenita, bei der sie gesteigert sind. Häufig besteht eine Kopfglatze. Die Patienten haben oft einen Diabetes mellitus (Zuckerkrankheit) und eine Linsentrübung (grauer Star). Gelegentlich kommt eine Hodenatrophie hinzu.

Wichtige Krankheitsbilder

4.1.5 Periodische Muskellähmung

Die periodische Muskellähmung kann durch Kaliumstoffwechselstörungen entstehen (entweder durch einen Überschuß oder durch einen Mangel an Kalium, also eine Hyper- oder Hypokaliämie). Eine Muskellähmung, die durch *Hypokaliämie* gekennzeichnet ist, hat folgende klinische Symptome:
Die Lähmung kommt nachts im Schlaf plötzlich, so daß der Patient am nächsten Tag nicht aufstehen kann. Die Lähmung wird durch Kohlenhydratzufuhr hervorgerufen. Ein niedriger Kaliumspiegel im Blut ist vorhanden (normal 16-21 mg% = 4,1-5,6 mval/l). Die Krankheit wird durch Kohlenhydrateinschränkung sowie Kaliumzufuhr und das Diuretikum Diamox gebessert.
Die *hyperkaliämische Muskellähmung* ist gekennzeichnet durch einen erhöhten Kaliumspiegel im Blut, Kontraktion der Augenlider, so daß das Auge nicht vollständig geschlossen werden kann (Myotonie), durch Zuckungen in der Zungenmuskulatur, die augenscheinlich werden, wenn man die Zunge leicht mit dem Reflexhammer beklopft (Zungenmyotonie). Auch hier wird das Diuretikum Diamox für die Behandlung helfen.

4.1.6 Myasthenia gravis pseudoparalytica

Die Myasthenia gravis ist eine chronische Krankheit, gekennzeichnet durch Muskelschwäche nach Belastung. Im Verlauf dieser Krankheit kann man spontane Besserungs- und Verschlechterungsperioden erkennen. Diese Krankheit beruht wahrscheinlich auf einer Antigen-Antikörper-Reaktion, die man als eine Autoimmunkrankheit bezeichnet, wobei die Thymusdrüse eine Rolle spielt. Die Krankheit kommt häufiger bei Frauen als bei Männern vor. Oft besteht eine doppelseitige Ptosis, d.h. ein Herabhängen der Augenlider.

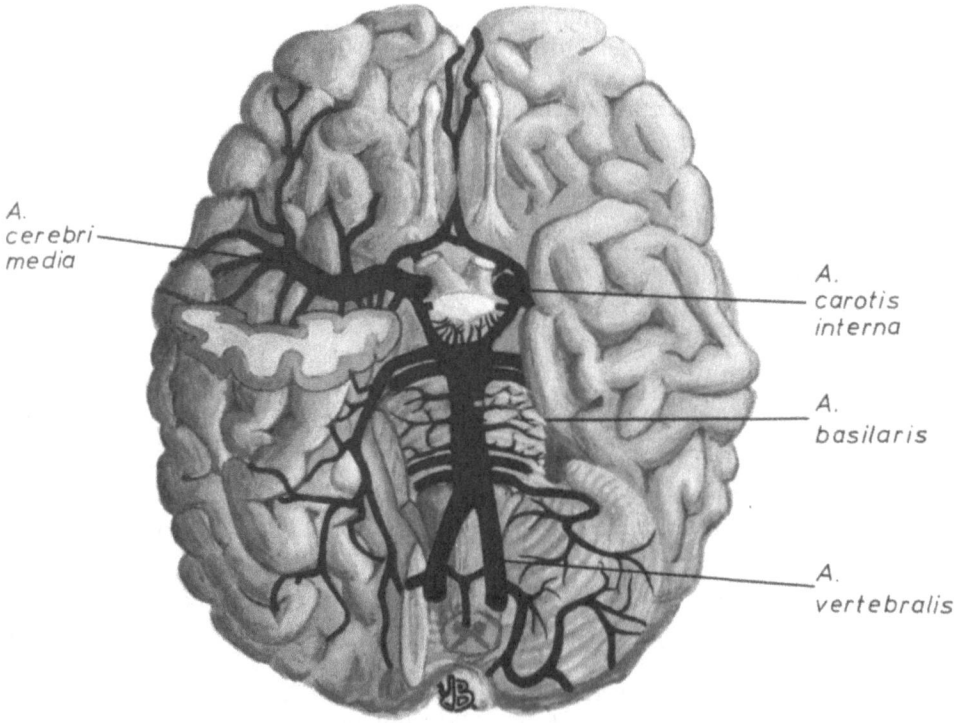

Abb. 13. Hirnarterien an der Unterfläche

Myasthenia gravis pseudoparalytica

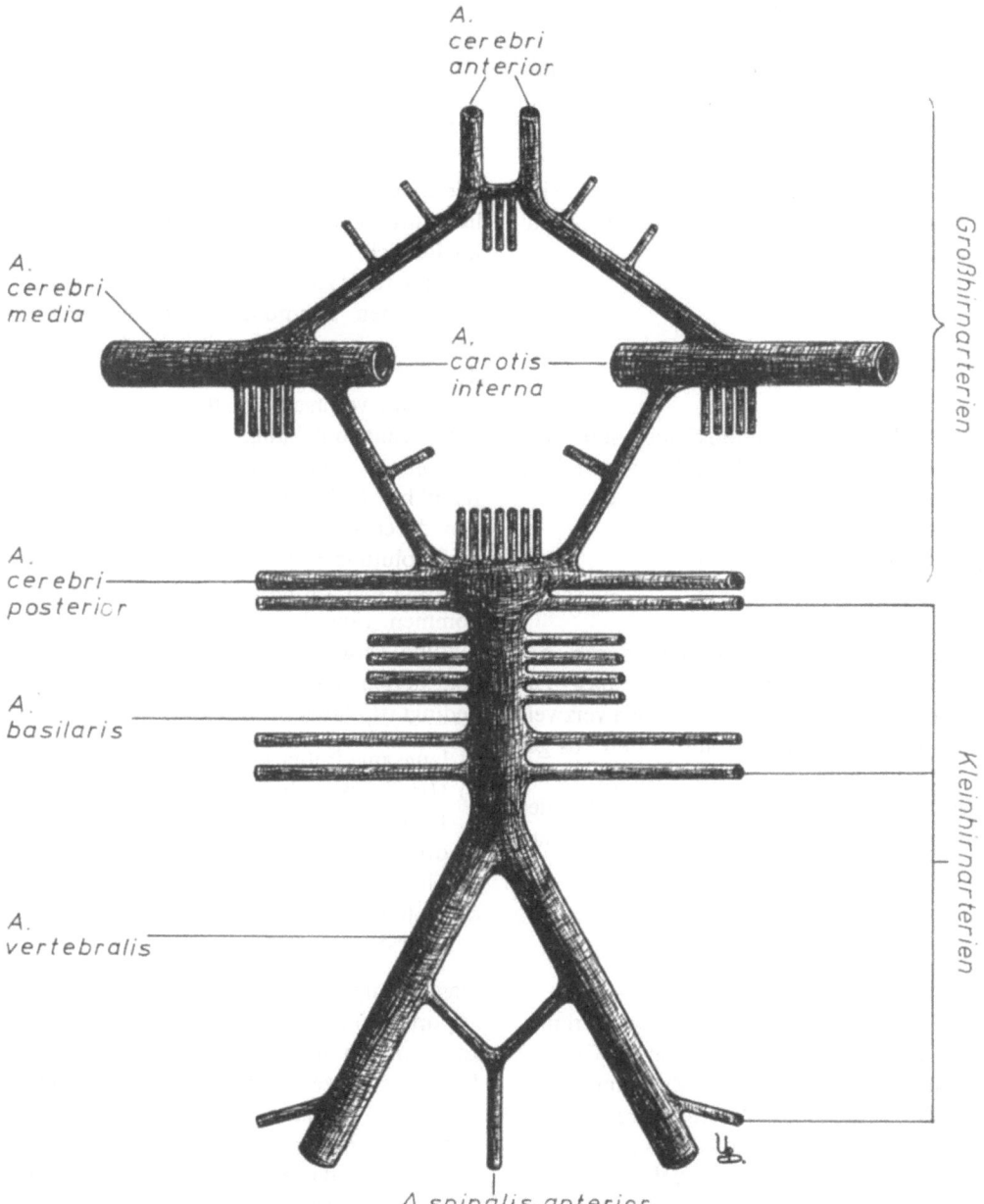

Abb. 14. Hirnarterien (schematisch)

Die Symptome wechseln oft von Tag zu Tag. Der Krankheitszustand kann sich manchmal so stark verschlechtern, daß lebenswichtige Muskulatur, z.B. die Atemmuskulatur, betroffen wird (Krise).
Die Vorhersage (Prognose) für diese Krankheit ist i. allg. gut. Die Myasthenia gravis wird mit Prostigmin behandelt. Die Krisen verlangen oft eine künstliche Beatmung.

4.2 Zerebrale Gefäßkrankheiten

Die zerebralen Gefäßkrankheiten sind vielseitig. Es gibt 2 arterielle Gefäßsysteme, die das Gehirn versorgen (Abb. 13 und 14):

a) das A.-carotis-interna-System,
b) das A.-vertebralis-System.

Beide Arteriensysteme führen durch bestimmte Öffnungen an der Schädelbasis zur Unterfläche des Gehirns, wo sie sich verzweigen, sich miteinander verbinden und das gesamte zentrale Nervensystem versorgen.
Wesentliche Krankheiten im Bereich des zerebralen Gefäßsystems werden nachstehend kurz abgehandelt.

4.2.1 Hirnarteriosklerose

Die Hirnarteriosklerose ist eine Gefäßerkrankung, die im Bereich der Arterien des Gehirns auftritt, und zwar meist in Zusammenhang mit einer allgemeinen Arteriosklerose im Alter. Es handelt sich um Gefäßverengungen durch Einlagerungen von Stoffwechselprodukten in die Innenschicht der Arterien. Durch diese Gefäßeinengung wird die Durchblutung des Gehirns gemindert. Entsprechende Beschwerden und auch Ausfälle können entstehen. Diesem Schicksal ist im Grunde jeder unterworfen, der das entsprechende Alter erreicht. Hier können auch Mängel an körpereigenen chemischen Stoffen, (sog. Neurotransmitter, z.B. Noradrenalin, Dopamin, Serotonin und Acethylcholin) eine Rolle spielen.

4.2.2 Apoplexie

Die Apoplexie (Schlaganfall) ist eine plötzlich auftretende Blutung oder ein Verschluß im Bereich eines zerebralen Gefäßes. Diese Störung führt zu plötzlich auftretenden, meist halbseitigen Lähmungen, oft mit Bewußtseinsstörungen vorübergehender Art verbunden. 88% der Fälle sind durch einen Gefäßverschluß verursacht, z.B. Thrombose, Embolie, Bluteindickung. Männer werden fast doppelt so häufig wie Frauen von dieser Krankheit befallen. Etwa 12% der Fälle werden durch Gefäßblutung verursacht. Solche Gefäßblutungen können z.B. bei Erweiterung der Gefäßwände (Aneurysma) zustande kommen. Eine Apoplexie, die durch Gefäßblutung verursacht wird, unterscheidet sich von derjenigen, die durch Gefäßverschluß bedingt ist, durch

a) langsame Entwicklung,
b) Hirndruckerscheinungen (Kopfschmerz, Erbrechen, langsamer Puls, hoher Blutdruck),
c) Nackensteifigkeit (Meningismus),
d) blutige Verfärbung des Nervenwassers (Liquor cerebrospinalis).

Das Hauptmerkmal eines Schlaganfalls (Apoplexie) ist die halbseitige Lähmung der Extremitäten und manchmal des Gesichts. Liegt der Prozeß in der linken motorischen Rinde des Großhirns, so werden die rechten Extremitäten bzw. die rechte Gesichtshälfte gelähmt. Da das Sprachzentrum im unteren Teil der linken motorischen Rinde liegt, (umgekehrt beim Linkshänder, wo das Sprachzentrum in der Gegend der rechten motorischen Rinde liegt), ist eine rechtsseitige Lähmung oft mit Sprachstörungen verbunden.
Die Lähmung, die zunächst als schlaffe Lähmung auftritt, wird in den folgenden Tagen spastisch. Manchmal tritt auch gleichzeitig eine Bewußtseinsstörung oder Bewußtlosigkeit

auf. Wenn beide Pupillen verengt sind, dann liegt der Gefäßverschluß bzw. die Blutung im Bereich der Brücke. Eine Blutung im Bereich des verlängerten Rückenmarks (Medulla oblongata) kann sofort wegen der Schädigung des Atem- und Herzzentrums zum Tode führen.

Die Behandlung der Apoplexie ist umstritten und z.T. noch unbefriedigend. Folgende Maßnahmen sind von Nutzen:

- allgemeine Maßnahmen: Überwachung der Atmung bzw. Freilegung der Atemwege;
- genügende Flüssigkeitszufuhr, Kalorien- sowie Elektrolytzufuhr, so daß genügend Urin (1,5 l in 24 h) ausgeschieden wird;
- Hautpflege (Dekubitusgefahr: Druckgeschwüre im Bereich des Rückens, des Gesäßes oder der Fersen durch Lagerung).

Notwendig ist die Bekämpfung des Hirnödems (Hirnschwellung, s. 4.3.3) mit Wasserausscheidungsmitteln (Diuretika), am besten Mannit-Lösung 20%. Außerdem wird zur Vermeidung von Thrombosen und für die bessere Durchblutung des Gehirns die Zufuhr von sog. Plasmaexpandern (z.B. Rheomacrodex) empfohlen.

Bei der Lagerung ist darauf zu achten, daß keine Gelenkversteifungen auftreten, die über mehrere Wochen zu befürchten sein werden. Man sollte also 12-24 H nach Eintritt einer gewissen Besserung mit leichter passiver Bewegung der Extremitäten beginnen.

4.2.3 Vorübergehende zerebrale Ischämie (transiente ischämische Attacke, TiA)

Die zerebrale Ischämie ist keine Blutung ins Hirngewebe wie die Apoplexie oder die Aneurysmablutung, sondern eine akute kurzfristige Gefäßverengung oder Verstopfung (kleine Embolie) in einem bestimmten Gefäßabschnitt des Gehirns. Die Blutzufuhr in diesem Abschnitt wird durch die plötzliche Gefäßverengung gestoppt. Dadurch kann es zu erheblichen Beeinträchtigungen kommen, je nach Dauer des Zustands. Der Gefäßkrampf löst sich in aller Regel wieder; wenn die Verengung nur kurze Zeit gedauert hat, können die verursachten Schädigungen und Symptome wieder ganz verschwinden. Es können auch Gefäßverschlüsse durch Thrombosierung entstehen, die zum Hirninfarkt (ähnlich dem Herzinfarkt) führen.

4.2.4 Subarachnoidalblutung

Tritt die Blutung im Subarachnoidalraum auf, so sprechen wir von einer subarachnoidalen Blutung. Sie ist gekennzeichnet durch starke Kopfschmerzen, Erbrechen, Schwindelgefühl, Bewußtlosigkeit. Der Liquor ist dabei immer blutig. Eine subarachnoidale Blutung ist eine sehr ernste Erkrankung des Nervensystems und kommt bei Hypertonikern vor, meistens durch Platzen eines Gefäßaneurysmas.

Für die subarachnoidale Blutung kommt eine neurochirurgische Behandlung in Frage (operative Schließung des Aneurysmas), so daß eine fortschreitende Sickerblutung vermieden wird.

4.3 Gewebserkrankungen nichtbakterieller Art

4.3.1 Multiple Sklerose

Diese Erkrankung ist eine chronische, durch Schübe gekennzeichnete entzündliche Erkrankung im Bereich des ZNS (Gehirn und Rückenmark), die Frauen häufiger als Männer befällt und die die weiße Substanz des Gehirns sowie des Rückenmarks angreift. Die Erkrankung kommt am häufigsten zwischen dem 10. und 40. Lebensjahr vor. Die Ursache ist umstritten. Neuerdings wird ein Versagen im Körperabwehrsystem (Immunsystem) gegen Infekte vermutet. Ein hoher Antikörpertiter gegen Masernvirus wird bei den meisten Patienten festgestellt, so daß ein

Virusinfekt (Masern) als Ursache nicht ausgeschlossen werden kann. Für einen Immunsystemdefekt spricht auch der erhöhte sog. Histokompatibilitätsleukozytenantigentiter (HLA-DRW$_2$) im Blut.

An Symptomen finden wir Lähmungen, z. T. mit Pyramidenbahnsymptomen, ferner Sehbeschwerden, v. a. Doppeltsehen. Es kommen auch Kleinhirnsymptome vor wie Tremor, Intentionstremor (s. 3.1.2), Ataxie (Unsicherheit beim Gehen) und Nystagmus (Augenzittern). Häufig kommen Harnblasenbeschwerden mit Harninkontinenz (Harnabgang ohne Bewußtseinskontrolle) vor. Es finden sich auch Sprachstörungen, z. B. die skandierende Sprache, d. h. eine abgehackte, der Feinsteuerung des sprachlichen Ablaufs entbehrende Sprechweise. Schließlich können seelische Störungen beobachtet werden, v. a. Depressionen, aber auch manchmal eine zur freudigen Seite des Stimmungsspektrums hin verschobene Grundstimmung (Euphorie). Gelegentlich können Muskelkrämpfe auftreten.

Die multiple Sklerose ist eine sehr schwere Nervenerkrankung und kann durch verschiedene Faktoren in ihrem Verlauf verschlimmert werden, z. B. durch Infekte, durch Schwangerschaft, durch chirurgische Eingriffe oder Verletzungen infolge von Unfällen und auch durch seelische Aufregungen und Belastungen.

Die multiple Sklerose verläuft in Schüben, d. h. es kommt zu Verschlechterungen im langjährigen Verlauf der Erkrankung. Zwischen diesen Verschlechterungsperioden liegen sog. Remissionen, Episoden, in denen über längere Zeit (oft über Jahre) eine deutliche Besserung festzustellen ist.

Die Behandlung ist umstritten. Eindeutig klar ist, daß Bettruhe im akuten Schub eingehalten werden muß. Dann müssen die Folgeerscheinungen wie Kontrakturen der Gelenke infolge spastischer Lähmung bekämpft werden, ferner das Liegedruckgeschwür (Dekubitus). Auch alle Arten von Harninfektionen (Harnröhre, Blase, Harnleiter, Nierenbecken) müssen bekämpft werden.

Während des akuten Schubes sollte das Hypophysenhormon ACTH gegeben werden oder auch Zytostatika, z. B. Endoxan (Immunsuppression). Der Patient sollte im übrigen seelisch betreut und unterstützt werden. Die Prognose ist ungewiß. Es gibt Verläufe von wenigen Wochen bis zu mehreren Jahrzehnten.

4.3.2 Hirntumoren

Hirntumoren sind Neubildungen im Bereich des Hirngewebes.

Wir unterscheiden verschiedene Gruppen dieser Tumoren, nach der Art des Gewebes, nach der Verlaufsform, der Bösartigkeit usw.

Primäre Hirntumoren sind z. B. das Medulloblastom (bösartiger Kleinhirntumor), das häufiger bei Kindern vorkommt; das Glioblastom (Geschwulst des Großhirns), das im Erwachsenenalter beobachtet wird, ist meist sehr bösartig.

Wir kennen auch *Tumoren der Hirnhäute,* die im großen und ganzen gutartig sind. Bei rechtzeitigem chirurgischem Eingriff können sie ohne wesentliche Folgen in aller Regel beseitigt werden, z. B. das Meningiom.

Es kommen auch *Tumoren der Hirnanhangsgebilde* vor, z. B. Hypophysentumoren (Tumoren der Hirnanhangdrüse).

Sekundäre Hirntumoren sind durch Absiedlungen (Metastasen) von anderen Krebserkrankungen im Bereich des Körpers bedingt, z. B. durch Lungentumoren, Nierentumoren usw.

Symptome der Hirntumoren sind als klassisch zu bezeichnen. Es kommt zu Hirndruckerscheinungen wie Kopfschmerzen, Erbrechen, Sehbeschwerden, zu seelischen Veränderungen und auch zu zerebralen Krämpfen.

Herdsymptome[1] treten auf, d. h. entsprechen-

---

[1] Herdsymptom: durch einen umschriebenen Krankheitsherd verursachte und auf ihn hinweisende Beeinträchtigung (im Gegensatz zum Allgemeinsymptom).

de Lähmungen, z.B. eine spastische Lähmung der linken Körperseite, wenn ein Tumor in der rechten Hirnhälfte sitzt. Ataxien kommen v.a. bei Kleinhirntumoren vor, Intelligenzverlust im Sinne der Demenz (Verblödung) ist bei Großhirntumoren zu beobachten.

Die Diagnose kann gesichert werden durch:

a) Untersuchung des Augenhintergrunds zur Feststellung etwaiger Stauungssymptome an der Eintrittsstelle des Sehnervs in die Netzhaut (Papille),
b) Röntgenaufnahmen des Schädels, die manchmal Druckerscheinungen nachweisen,
c) Elektroenzephalogramm (EEG) mit oft typischem Verlauf,
d) Arteriographie (Darstellung der Hirnarterien mit Kontrastmittel, Einspritzung in die Halsarterie),
e) ferner können die Computertomographie (Schichtaufnahme des Gehirns) und die Hirnszintigraphie (röntgenologische Untersuchung der Gehirnsubstanz mittels radioaktiver Substanzen) sowie die Kernspintomographie zur Diagnose beitragen.

Ein Hirntumor wird entweder chirurgisch oder durch Bestrahlung behandelt. Gelegentlich sind auch zytostatische Medikamente von Bedeutung (mitosehemmende Medikamente, also Medikamente, die die Zellteilung v.a. der pathologischen Krebszellen verhindern oder vermindern).

4.3.3 Hirnödem

Das Hirnödem ist eine „Aufquellung" des Gehirns infolge vermehrter Wasseransammlungen im Schädelinnern aus den verschiedensten Gründen (Gehirnverletzungen, Tumoren, entzündliche Erkrankungen usw.). Diese Wasseransammlungen im Gehirngewebe und im Bereich des Schädelinnern bedeuten eine ernste Gefahr, da hierdurch eine erhebliche Druckerhöhung innerhalb des Schädelraums entsteht. Jede Druckerhöhung stellt eine schwere Beeinträchtigung der zerebralen Funktion dar, da sie zur Drosselung der Durchblutung und Ernährung des Gehirns führt.

4.3.4 Hirnabszeß als Pseudotumor

Der Hirnabszeß gleicht in der Symptomatologie den Hirntumoren. Er ist entzündlichen Ursprungs, daher begleitet von Fieber und Reizerscheinungen im Bereich der Hirnhäute (Meningismus). Oft findet man in der Vorgeschichte eine Mittelohr- oder Nasennebenhöhlenentzündung, von denen über die Blutbahn bakterielle Substrate in den Gehirnbereich gelangen. Ein Hirnabszeß kann auch durch Fernwanderung z.B. aus der Lunge oder anderen eitrigen Entzündungsvorgängen im Körper ausgelöst werden. Er wird chirurgisch unter dem Schutz von Antibiotika behandelt.

4.3.5 Hirnverletzungen

Es ist uns allen bekannt, daß der knöcherne Schädel als Schutz des leicht verletzbaren Gehirns dient. Jedoch bei schweren Schädelverletzungen mit oder ohne Knochenbruch, die durch Unfälle oder Sport (z.B. Boxen) verursacht werden, wird das Gehirn unmittelbar mitverletzt. Durch die schwere Erschütterung können Blutungen an der Hirnoberfläche bzw. im Hirninnern zustande kommen. Diese können zu einer Flüssigkeitseinlagerung im Gehirn (Hirnödem) mit Hirndruckerscheinungen (Erbrechen, Kopfschmerzen, langsamer Puls und Bewußtlosigkeit) führen. Außerdem können durch eine Kopfverletzung auch schwere Hirnblutungen (Hämatom) auftreten, die sich zwischen dem Inneren der Schädelkalotte und der harten Hirnhaut (extradurales Hämatom) oder zwischen der harten Hirnhaut und der Spinnwebenhaut (subdurales Hämatom) oder im Hirninnern (intrazerebrale Blutung) ereignen. Bei den erstgenannten Zuständen (extradurales und subdu-

Wichtige Krankheitsbilder

rales Hämatom) wird das Bewußtsein langsam durch Schläfrigkeit und Bewußtlosigkeit verändert, während bei der intrazerebralen Blutung der Tod eintreten kann. Man unterscheidet bei den leichteren Fällen zwei Formen. Zum einen die Commotio cerebri (Gehirnerschütterung), die nach dem Unfall durch Bewußtlosigkeit sowie eine Erinnerungslücke bezüglich der Einzelheiten des Unfalls charakterisiert ist, zum anderen die Contusio cerebri, bei der es sich im Gegensatz zur Commotio cerebri um eine substantielle Hirnschädigung handelt, die in vielen Fällen neurologische Zeichen (z. B. Pupillenveränderungen oder Sehnenreflexveränderungen), evtl. auch EEG-Veränderungen zeigt. Die Contusio cerebri ist als die schwerere Verletzung zu werten gegenüber der einfachen Gehirnerschütterung. Es ist dringend notwendig, jede Hirnverletzung einer stationären Beobachtung für mindestens 2-4 Tage zuzuführen. Dabei muß besonders auf folgende Punkte geachtet werden:

1) Kreislaufüberwachung (Puls und Blutdruck),
2) Atmung,
3) Bewußtseinslage,
4) Krämpfe,
5) meningitische Erscheinungen (Nackensteifigkeit).

4.4 Infektionskrankheiten des Nervensystems

Infektionskrankheiten des Nervensystems sind häufig. Einige Beispiele werden hier behandelt:

1) Hirnhautentzündung (Meningitis),
2) Kinderlähmung (Poliomyelitis),
3) Gürtelrose (Herpes zoster),
4) Syphilis des Nervensystems.

4.4.1 Hirnhautentzündung (Meningitis)

Die Hirnhautentzündung (Meningitis) ist eine Entzündung der weichen Hirnhäute. Die Ursachen sind im wesentlichen Bakterien, z. B. Meningokokken, die gramnegative Färbung haben und innerhalb der Zelle meistens als Diplokokken (paarweise zusammenhängende kugelförmige Bakterien) zu finden sind, oder Pneumokokken, z. B. als Komplikation bei einer Lungenentzündung. Die Pneumokokken haben eine grampositive Färbung und werden, ebenfalls als Diplokokken, meistens außerhalb der Zelle im umgebenden Gewebe gefunden.

Auch Virusinfekte sind für Hirnhautentzündungen von Bedeutung. Hier ist z. B. die Frühsommermeningitis (FSME) zu erwähnen, die durch Zecken übertragen wird. Die epidemische Hirnhautentzündung ist sehr häufig und wird als Seuchenkrankheit angesehen. Oft kommt sie aber auch vereinzelt vor.

Schließlich ist die tuberkulöse Meningitis zu erwähnen, die im Rahmen einer tuberkulösen Lokalerkrankung oder Gesamterkrankung auftreten kann.

Die bakteriellen oder virusbedingten Hirnhautentzündungen können durch Speichel Tröpfcheninfektion oder auch durch Kontakt mit verschmutzter Wäsche und Eßgeschirr übertragen werden. Zuerst werden der Rachenraum und die oberen Luftwege befallen. Von hier aus kommen die Keime ins Blut und werden in das Zentralnervensystem bzw. die Hirnhäute verschleppt. Es tritt nun das typische meningitische Bild oder das schwere Bild der Bakteriämie mit Blutdruckabfall, Blutungen und Bewußtseinsverlust auf. Bei Kindern kann das Waterhouse-Friderichsen-Syndrom auftreten. Es handelt sich hier um ein Nebennierenversagen. Dies ist äußerst gefährlich und verläuft meist tödlich.

Es gibt die Möglichkeit, daß sich die Keime bei einer infizierten Person nur im Rachenraum lokalisieren und nicht weiter ins Blut gelangen, so daß eine Meningitis nicht entsteht. Diese sog. Krankheitsträger können die

Kinderlähmung (Poliomyelitis)

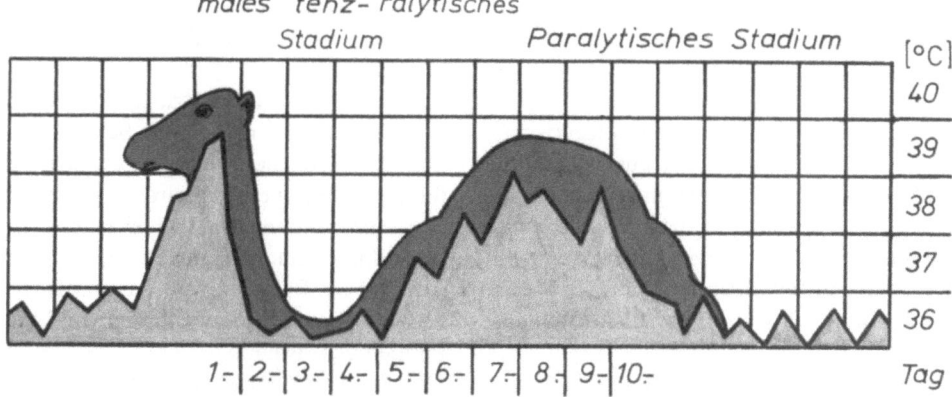

Abb. 15. „Dromedar"fieberkurve bei Kinderlähmung (mod. nach Fanconi)

Erkrankung aber weiter verbreiten. Die Krankheitsträger selbst, die ein gut funktionierendes Abwehrsystem haben und dadurch selbst nicht an Hirnhautentzündung erkranken, bieten die Zeichen eines Allgemeininfekts, besonders im Bereich der oberen Luftwege, des Rachens, der Bindehäute der Augen. Sie haben Fieber, manchmal Hautausschläge, die Masern vortäuschen können, und Gelenkschmerzen. Selten kommt es auch einmal zu einer Hirnhautreizung, aber nicht zur Ausbildung der eigentlichen Hirnhautentzündung.

Die Behandlung der Hirnhautentzündung erfolgt mit pflegerischen Maßnahmen, sowie durch Sulfonamide und Antibiotika (gegen die bakterielle Infektion).

4.4.2 Kinderlähmung (Poliomyelitis)

Die Kinderlähmung (Poliomyelitis) ist ein Virusinfekt (Enterovirusgruppe), der durch 3 Typen von Viren hervorgerufen werden kann:

Typ I (Brunhilde-Stamm; benannt nach dem Versuchstier, der Schimpansin Brunhilde),
Typ II (Lansing-Stamm; nach dem Ort der Entdeckung, Lansing, Michigan/USA),
Typ III (Leon-Typ; nach dem Schimpansen Leon).

Inkubationszeit: 1–3 Wochen.

Die Infektion wird durch verseuchte Nahrungsmittel, Stuhlgang und andere Exkremente und verseuchtes Wasser übertragen. Gelegentlich kommt Fliegenübertragung vor. Die Viren gelangen in den Magen-Darm-Kanal und von dort aus ins Blut. Es entwickelt sich eine sog. Virämie, von hier aus wird das zentrale Nervensystem befallen, v.a. die Vorderhornzellen des Rückenmarks bzw. der motorische Kern der Hirnnerven.

An Symptomen sind zu erwähnen (Abb. 15):

- *prodromales Stadium:* Beginn mit Fieber, Verlauf wie eine Erkältung mit Husten und Halsschmerzen (Dauer 1–2 Tage);
- *latentes Stadium:* Verlauf ohne Fieber (Dauer 2–3 Tage);
- *präparalytisches Stadium:* schließt an das latente Stadium mit erneutem Fieberanstieg, Kopfschmerzen, Schmerzen in den Armen und Beinen sowie Nackensteifigkeit an und verläuft ohne Lähmungen (Dauer 2–3 Tage);

Wichtige Krankheitsbilder

– *paralytisches Stadium:* Unter dem vorhandenen Fieber erscheint eine schlaffe Lähmung, die sich auch nach der Entfieberung weiter ausbreitet.

Die Behandlung besteht in rein pflegerischen Maßnahmen, z. B. Bettruhe, guter Lagerung der Extremitäten, feuchtwarmen Packungen, Bewegungsübungen und später Massage und Gymnastik. Bei Lähmungen der Atemmuskulatur: künstliche Beatmung mit Überwachung des Wasser- und Elektrolythaushalts.

Die psychische Unterstützung des Patienten darf auch hier nicht vergessen werden.

Die Vorbeugung besteht u. U. in einem Impfschutz, nämlich Schutz durch γ-Glubulinzugabe. Dies hat sich vereinzelt bewährt. Man kann es prophylaktisch z. B. dem Krankenhauspersonal oder in der Schwangerschaft geben.

Getötete Virusvakzine, (formalininaktivierte) sog. Salk-Vakzine, können vorbeugend eingesetzt werden. Diese Vakzine enthalten die 3 Typen (s. oben) und werden als intramuskuläre Injektion in 3 einzelnen Dosen gegeben. Es gibt einen Schutz von 60–90%.

Lebende Virusvakzine (Schluckimpfung nach Sabin) sind die häufigste der heute gebräuchlichen Vorbeugungsmaßnahmen. Diese Vakzine enthalten auch die 3 Typen des Virus, die auf einmal oder getrennt gegeben werden können. Der Schutz gegen Kinderlähmung, den man bei dieser Schluckimpfung bekommt, ist deutlich größer als der durch die intramuskuläre Injektion der Salk-Vakzine.

4.4.3 Gürtelrose (Herpes zoster)

Dies ist eine Viruserkrankung des Nervensystems. Das Herpes-zoster-Virus ist dasselbe Virus, das im Kindesalter die Windpocken verursacht. Nach Verlauf einer Windpockeninfektion im Kindesalter bleibt das Virus im Körper in einer latenten Form (inaktiv). Unter bestimmten Umständen, z. B. Abschwächung der Abwehrkraft des Körpers, wird das Windpockenvirus reaktiviert und befällt die hinteren Wurzeln des Rückenmarks und die Hirnnerven (vgl. Kinderlähmung: Vorderwurzel).

An Symptomen sind festzustellen: Überempfindlichkeit und manchmal Schmerzen des befallenen Hautsegments, das von den betreffenden Nerven versorgt wird. Ähnlich wie bei den Windpocken entwickelt sich zunächst eine gering erhabene Hautrötung, später kommen kleine Bläschen, die zusammenfließen können. Die entsprechenden Lymphknoten können anschwellen.

Die Krankheit kann von Fieber und Kopfschmerzen begleitet werden.

Die Hauterscheinungen gehen meistens spontan zurück, und die Schmerzen verschwinden binnen 2 Wochen. Manchmal entwickeln sich jedoch starke Schmerzen im Bereich des befallenen Hautbezirks, die sogar monatelang dauern und bei dem Patienten zur Verzweiflung, ja manchmal zu Selbstmordversuchen führen können (postherpetische Neuralgie).

Bei dem Befall der Bindehaut des Auges kann es auch zu einer Bindehautvernarbung und Erblindung kommen.

Die Behandlung besteht im Bekämpfen des Schmerzes durch Schmerzmittel. Neuerdings wird lokal das Medikament Oxyuridine bzw. Vidarabin oder Azyklovir benutzt. Die postherpetische Neuralgie muß u. U. neurochirurgisch behandelt werden. Eine leichte Reibung der Stelle mit einem Frotteehandtuch kann vorübergehend Besserung bringen.

4.4.4 Syphilis des Nervensystems

Die Syphilis des zentralen Nervensystems war früher eine häufigere und daher medizinisch wichtige Erkrankung; heute ist sie selten.

Die Syphilis ist eine Krankheit, die durch spiralartige Bakterien hervorgerufen wird, die sog. Spirochäten.

Die Krankheit wird durch den Geschlechtsverkehr übertragen. Die Inkubationsperiode

beträgt 2 Wochen. Der Krankheitsverlauf wird in 3 Stadien eingeteilt:
Primärstadium: Hier tritt der Primäraffekt auf, ein Geschwür im Bereich des Geschlechtsorgans oder im Bereich der Mundschleimhaut.
Sekundärstadium: Tritt 2-4 Wochen nach dem Erscheinen des Primäraffekts auf. Dieses Stadium ist gekennzeichnet durch Syphilisbakterien im Blut. Deswegen besteht auch noch Infektiosität. Das Stadium verläuft meist mit Hautausschlägen im Bereich des gesamten Körpers.
Tertiär- oder Spätstadium: Ist durch den Aufbau des körperlichen Widerstands gegen die Syphilisbakterien gekennzeichnet und zeigt hauptsächlich tumoröse Bindegewebsgeschwülste und tritt erst mehrere Jahre nach dem Primäraffekt auf. In diesem Stadium können das zentrale Nervensystem, das Herz-Kreislauf-System, das Auge sowie das Bindegewebssystem im Ganzen befallen werden. Dieses Stadium ist nicht mehr infektiös.
Die Krankheit wurde früher durch eine bestimmte Laboruntersuchung des Patientenblutes oder -serums erkannt, die sog. Wassermann-Reaktion. Diese Reaktion wird erst 2 Wochen nach dem Erscheinen des Primäraffekts positiv. Heute gibt es zahlreiche verfeinerte, sicherere Reaktionen im Labor.
Die Syphilis des Nervensystems kann auch symptomlos verlaufen und nur eine positive Wassermann-Reaktion aufweisen. Man spricht hier von einer asymptomatischen Lues. Diese ist meist nicht infektiös.
Eine wichtige Komplikation der Syphilis, v. a. im Sekundärstadium, ist die luische Meningitis, die mit Kopfschmerzen verbunden ist. Nach vielen Jahren oder Jahrzehnten treten auch die sog. metaluischen (spätluischen) Erscheinungen auf. Es handelt sich um die Tabes dorsalis, um die progressive Paralyse und um eine damit einhergehende N.-opticus-Atrophie (Erblindung).
Die *Tabes dorsalis* (Rückenmarkschwindsucht) ist eine Erkrankung der Hinterstränge des Rückenmarks. Die Krankheit ist gekennzeichnet durch eine spinale Ataxie, herabgesetzten Muskeltonus, fehlende Sehnenreflexe, Pupillenveränderungen im Sinne der ungleichen Weite von rechts und links und der Deformation der Pupille, so daß eine exakte Rundung nicht mehr erkennbar ist. Die Pupille ist „verzogen" und lichtstarr auf beiden Seiten. Ferner treten blitzartige - sog. lanzinierende - Bauch- oder Gliederschmerzen auf. Es kann aber auch zu verminderter Schmerzempfindung kommen, welche Geschwüre durch Verletzungen oder Verbrennungen im Bereich der Haut v. a. der unteren Extremitäten verursachen kann.
Es kann auch zu Störungen der vegetativen Funktionen kommen, z. B. Verstopfung und Schwierigkeiten beim Wasserlassen.
Die *progressive Paralyse* ist die Spätlues im Bereich des Gehirns. Sie ist gekennzeichnet durch Wahnvorstellungen, Größenideen, Gedächtnisstörungen und Sprachstörungen (verwaschene Sprache). Häufig wird ein Tremor beobachtet. Die Sehnenreflexe sind immer erloschen. Selten gibt es einen positiven Babinski-Reflex (vgl. 3.1.1 a).
Die Behandlung der Syphilis des Nervensystems besteht in hochdosierten Penicillingaben, die das Fortschreiten verhindern. Ferner sind symptomatische Maßnahmen zur Linderung der Beschwerden indiziert.

4.5 Krampfleiden (Epilepsien)

Die *Epilepsie* oder Fallsucht wird auch als Morbus sacer (die heilige Krankheit) bezeichnet. Im Altertum wurde die Krankheit als göttliche Besessenheit betrachtet. Es gibt einige Ursachen für die Fallsucht (Epilepsie). Man unterscheidet 2 Typen (s. 4.5.1 und 4.5.2).

4.5.1 Genuine Epilepsie

Die genuine oder idiopathische Fallsucht, tritt zwischen dem 1. und 30. Lebensjahr, besonders während der Pubertät, erstmalig auf.

Sie kann erblich sein, ist es in den meisten Fällen aber nicht.

4.5.2 Symptomatische Epilepsie

Die symptomatische Fallsucht, die nach Hirnerkrankungen und Hirnverletzungen auftreten kann, ist oft herdförmig (z. B. Jackson-Anfälle, s. unten).

4.5.3 Anfallsformen und -verläufe

Der epileptische Anfall erscheint in 4 Stufen:

1) Die sog. Aura dauert Sekunden oder wenige Minuten. Während dieser Zeit kann der Patient Mißempfindungen im Hören, Sehen, Riechen oder im Bauch verspüren. Dann kommt es zum Krampf.
2) Der tonische Krampf ist ein Starrkrampf mit Versteifung der gesamten Körpermuskulatur, er dauert einige Minuten. Der Patient sieht blaß aus.
3) Der klonische Krampf besteht in ruckartigen Zuckungen der Extremitäten, oft mit einem Biß auf die Zunge, mit Wasserabgang oder – selten – mit Stuhlabgang einhergehend. Er folgt oft dem tonischen Krampf.

Nach dem Ablauf des gesamten Krampfbildes wacht der Patient auf, er fühlt sich aber sehr müde und hat Schlafbedürfnis. Gelegentlich kann vorübergehend ein positiver Babinski-Reflex (Pyramidenbahnsymptom) einseitig oder beidseitig auftreten.
Die Gesamtdauer des epileptischen Anfalls (Aura – tonischer Krampf – klonischer Krampf) kann 1–5 min betragen. Nach dem Erwachen hat der Patient eine Erinnerungslücke für die Dauer des Krampfgeschehens.
Die Anfälle treten in unterschiedlicher Häufigkeit auf. Bei der Epilepsie können derartige Krampfanfälle sehr selten, im Abstand von mehreren Jahren, auftreten, aber auch mehrmals in der Woche. Verschiedene äußere Einflüsse können die Krampfhäufigkeit verstärken. Als Beispiele sind hier anzuführen: Alkoholgenuß, Schlafentzug, Schwangerschaft, Periode.
Es gibt auch die Möglichkeit, bei einem Krampfkranken Krämpfe auszulösen, z. B. durch flimmernde Lichteinwirkung (Fernsehen) und durch eine bestimmte Art rhythmischer Musik; Diese Anfälle nennt man kryptogene (von unbekanntem, verborgenem Ursprung), Epilepsie.
Der *Status epilepticus* ist ein Zustand, bei dem gehäuft Krämpfe auftreten, meist in einer zeitlich sehr dichten Folge. In der Regel tritt schon dann ein neuer Krampf auf, wenn der Kranke noch nicht aus der Bewußtlosigkeit, die mit dem ersten Krampf verbunden ist, aufgewacht ist. Dieser Status epilepticus kann zu einer Hirnschwellung führen und damit u. U. sogar zum Tode.
Neben der *generalisierten Epilepsie,* also jener Krampfkrankheit, die zu Verkrampfungen aller Extremitäten führt, gibt es die sog. *fokalen Anfälle.* Diese sind auch als *Jackson-Anfälle* bekannt. Es handelt sich um Anfälle von tonisch-klonischem Charakter, die aber nur halbseitig ablaufen. Man spricht dann von symptomatischer Epilepsie, weil diese Anfälle fast zu 100% durch organische Hirnerkrankungen bedingt sind.
Neben den großen Krampfanfällen (wie oben geschildert) gibt es auch sog. *kleine epileptische Anfälle wie Absencen (Petit mal)* und *psychomotorische Anfälle.* Absencen sind Zustände, die durch das Fehlen des klassischen Krampfablaufs mit tonisch-klonischer Phase gekennzeichnet sind; sie kommen vorwiegend im Kindesalter vor. Oft ist der Kranke nur für wenige Sekunden wie narkotisiert. Er nimmt sekundenlang am Gespräch nicht mehr teil und hat für die Phase dieses Anfalls eine Erinnerungslücke. Bei den psychomotorischen Anfällen handelt es sich um plötzliche unmotivierte Bewegungen (z. B. springt der Kranke aus unerklärlichen Gründen vom Stuhl auf und legt einige Schritte im Zimmer zurück, ohne daß er danach sagen könnte, warum).

Selten gibt es *epileptische Ausnahmezustände* (Dämmerzustände). Bei diesen Zuständen fällt der Kranke der Umgebung an sich nicht auf. Er hat aber ähnlich wie bei den Absencen für einen Zeitraum von 5-15 min eine Erinnerungslücke, verhält sich aber während des Anfalls für die umgebenden Beobachter scheinbar unauffällig.

In einem solchen epileptischen Dämmerzustand können allerdings auch Handlungen des Kranken auftreten, die auffallen. Es handelt sich um Reizbarkeit, Gewalttaten und sinnlose Trunksucht. Nach einem Ausnahme- oder Dämmerzustand ist immer eine Erinnerungslücke vorhanden.

Die Diagnose der Epilepsie kann v. a. durch das EEG (Elektroenzephalogramm oder Hirnstromkurve) gestützt werden.

Die Behandlung der Epilepsie erfolgt durch verschiedene Medikamente wie Valproinsäure, Carbamazepin, Hydantoinpräparate, Barbiturate, bromhaltige Präparate. Auf dem Markt sind mehrere Dutzend einschlägiger Medikamente.

4.6 Migräne

Hierbei handelt es sich um anfallsweise auftretende, überwiegend halbseitige Kopfschmerzen. Sie treten meistens familiär gehäuft auf. Die Migräneanfälle beginnen u. U. schon mit einer Verstimmung und Reizbarkeit, dann kann ein Flimmern vor den Augen auftreten (Flimmerskotom), dann in schweren Fällen sogar Erbrechen und Schwindelgefühl. Danach tritt ein richtiges, sehr gravierendes Halbseitenkopfschmerzsyndrom auf. Die Kopfschmerzen sind oft klopfend. Sie dauern Minuten bis zu Stunden, oft einige Tage an. Dazwischen stehen schmerzfreie Intervalle, die Tage bis Monate dauern können.

Die Behandlung erfolgt durch Schmerzmittel, z. B. Aspirin oder typische Migränemittel wie Ergotamintartratderivate (Mutterkornderivate). Migräneverhütung kann medikamentös durch β-Blocker (Propanolol) oder durch den Kalziumantagonisten Flunarizin erfolgen.

4.7 Trigeminusneuralgie

Die Trigeminusneuralgie ist ein im Bereich des Gesichts (Stirn, unterhalb der Augen, Kinnbereich) auftretender, blitzartiger stechender Schmerz von kurzer Dauer (wenige Sekunden). Es handelt sich um Degenerationsvorgänge im Bereich des Kerngebiets des N. trigeminus (sensibler Gesichtsnerv). Die Ursache ist unbekannt, jedoch können die Schmerzen auch durch Hirntumoren und – v. a. bei jüngeren Patienten – durch multiple Sklerose verursacht werden.

Der Schmerzanfall tritt häufig auf, manchmal alle paar Minuten. Die Anfälle sind so entsetzlich, daß der Patient oft äußert, Selbstmord begehen zu wollen, wenn ihm keine Hilfe widerfahre.

Die Anfälle sind auslösbar durch Rasieren, Kneifen, Kauen, durch Kältereize usw.

Bei der Trigeminusneuralgie sind keine sensiblen oder motorischen Ausfälle im Bereich der Funktion dieses Nerven feststellbar.

Die Trigeminusneuralgie tritt in über 90% der Fälle bei alten Menschen auf, v. a. bei solchen, die eine Hirnarteriosklerose haben.

Die Behandlung erfolgt medikamentös durch Carbamazepin (Tegretal) oder durch chirurgische Ausschaltung des Nervenganglions an der Hirnbasis. Trigeminusneuralgie kommt selten bei unter 50jährigen vor (bei jüngeren Menschen jedoch gelegentlich als Begleitsymptom der multiplen Sklerose).

Atypische Gesichtsschmerzen bei jüngeren Frauen beruhen oft auf depressiver Stimmung und können durch antidepressive Medikation beseitigt werden.

MIX
Papier aus verantwortungsvollen Quellen
Paper from responsible sources
FSC® C105338

If you have any concerns about our products,
you can contact us on
ProductSafety@springernature.com

In case Publisher is established outside the EU,
the EU authorized representative is:
**Springer Nature Customer Service Center GmbH
Europaplatz 3, 69115 Heidelberg, Germany**

Printed by Libri Plureos GmbH
in Hamburg, Germany